W0260283

Veröffentlichungen aus der
Forschungsstelle für Theoretische Pathologie
(Professor Dr. med. Dr. phil. Dr. h. c. H. Schipperges)
der Heidelberger Akademie der Wissenschaften

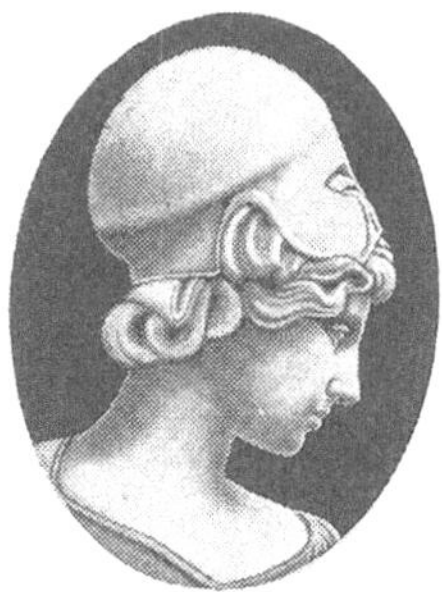

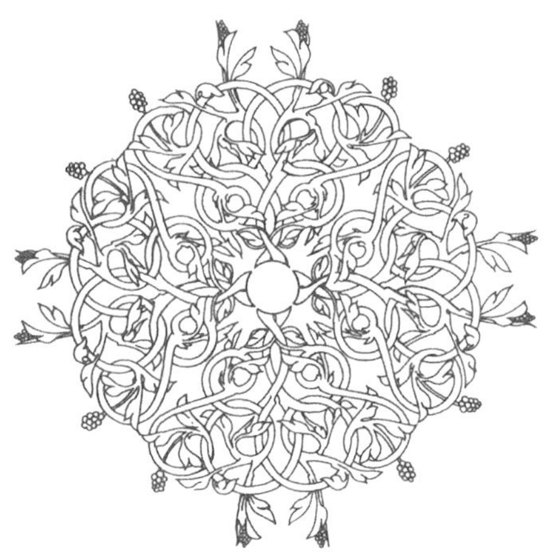

Joh. 15,5

W. Doerr W. Hofmann
A. J. Linzbach K. Rother F. Seitelberger

Neue Beiträge zur Theoretischen Pathologie

Herausgegeben von H. Schipperges

Mit 48 Abbildungen im Anhang

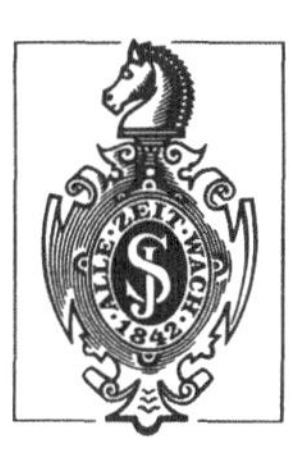

Springer-Verlag
Berlin Heidelberg New York 1981

ISBN-13:978-3-642-68005-2 e-ISBN-13:978-3-642-68004-5
DOI: 10.1007/978-3-642-68004-5

CIP-Kurztitelaufnahme der Deutschen Bibliothek
Neue Beiträge zur theoretischen Pathologie / hrsg. von H. Schipperges
– Berlin; Heidelberg; New York: Springer 1981.
(Veröffentlichungen aus der Forschungsstelle für Theoretische Pathologie der Heidelberger Akademie der Wissenschaften)
ISBN-13:978-3-642-68005-2

NE: Schipperges, Heinrich [Hrsg.]

2125/3140-543210

Geleitwort

H. Schipperges

I.

Daß die noch so junge „Theoretische Pathologie" keine Alternative zur bereits klassisch gewordenen Allgemeinen Pathologie sein will oder sein kann, daß sie sich vielmehr als die Hereinnahme einer zusätzlichen Dimension der Medizin versteht, davon legen auch die hier zusammengestellten „Neuen Beiträge" beredtes Zeugnis ab.

Was uns in diesem Sammelband besonders eindrucksvoll begegnet, sind die vielfältigen, ungemein anregenden, wenn auch noch nicht schlüssigen Ansätze zu einer neuen Anthropo-Pathologie, um – wie SEITELBERGER dies formuliert hat – die volle und ganze Wirklichkeit des kranken Menschen einer wissenschaftlichen Erfassung zugänglich zu machen –, einer „Anthropopathologie" letzten Endes, die dann auch ihr Licht wirft auf die „Orthologie", auf die Natur und das Wesen des gesunden Menschen.

„Als Wissenschaft umfaßt die Medizin" – wie dies SEITELBERGER definiert – „alle den kranken Menschen betreffenden Einzelbereiche, ist also Anthropopathologie in weitestem Sinn". Im Bereich der Theoretischen Pathologie wird naturgemäß der Schwerpunktforschung Raum gegeben werden müssen, leitenden Linien, die getragen sind von:

- heuristischen Gesichtspunkten (Aufsuchen brennender Probleme, Relation von Erkenntnistheorie und Anwendungsrelevanz);
- kritischen Merkmalen (Entscheidung für Prioritäten, und damit für Posterioritäten, Konzentration auf Wesentliches und Aktuelles);
- Problemorientierung (Methodenpluralität, Interdisziplinarität);

ausgerichtet auf:

- theoretisch wie pragmatisch ausgewogene Konzepte sowie letztlich eine

- klinisch-theoretische Kooperation (in Arbeitsgruppen mit verschiedenartiger Fachkompetenz und ausreichender Kapazität der Forschungseinrichtungen).

II.

Es sind nicht von ungefähr die Beiträge zur Anthropologie des Alters, die in diesem Band einen thematischen Schwerpunkt gebildet haben, und die uns berechtigen, die folgenden – wenn auch methodisch verschiedenartigen und in Duktus und Diktion recht heterogenen – Beiträge der „Forschungsstelle für Theoretische Pathologie" zuzurechnen. Wenn in den vergangenen Jahren mehr und mehr „die Zeit" als eine neue Dimension auch der Pathologie herausgestellt wurde, so erscheint hier „das Altern" als ein besonders exemplarischer Bereich nicht nur der Chronobiologie, sondern auch der biographischen Szenerie.

Gerontologische Fragestellungen erscheinen gehäuft nicht nur in den traditionellen Disziplinen der Biologie und Pathologie, sondern auch in jener Anthropologischen Medizin, die sich – nach VIKTOR VON WEIZSÄCKER – die „Einführung des Subjekts in die Pathologie" zum Thema gemacht hat. Für jeden einzelnen von uns bringt das Älterwerden früher oder später die „Stunde der Wahrheit". Wir werden als Subjekt jeweils konfrontiert mit einer Grundbedingung jener Zeit, die uns so aufdringlich im somatischen Gefüge zum Schicksal wird. Hier wird ein wahrhaft existentielles Geschäft angesprochen, eine Lebensaufgabe, bei der uns niemand vertreten wird; hier kann dem Menschen nicht früh genug zur Gewißheit werden, daß sein Leben – bei allen technischen Transplantationen – nicht auswechselbar ist. Dieses uns gerade im Somatischen schicksalhaft Zufallende bleibt freilich rätselhaft, und es will bestanden werden als ein nie endendes Abenteuer.

Der Arzt PARACELSUS (1493–1541) ist – vor allem in seinen theologischen und sozialkritischen Schriften – immer wieder auf das anthropologische Moment des Alterns eingegangen. So hören wir aus einem Kommentar zum Psalm 89 und seinem Vers „Tausend Jahre sind Ihm wie Ein Tag" die erschütternde Klage des Frühgealterten: „Darum ist es alles nix! Was nix? Was wir in die Zeit bauen, in die vergangene oder ins Zukünftige. Es dorrt alles aus und hat keinen Bestand." Und so weit und produktiv es auch gewesen sein mag, unser abenteuerliches Leben, es gibt am Ende doch nur ein elendes Alter. „Denn was weiter ist: da wird uns das Gesicht genommen, die Bein', die Füße, die Vernunft, die Sinne, und aller Jammer fällt mit

Haufen herein. Was nützen dann demselbigen alten Manne seine jungen Tage?"

III.

Aus der Sicht des pathischen Betroffenseins, das wesentlich systematischer zu katalogisieren wäre, wird uns aber nicht nur die subjektive Seite deutlicher, sondern auch, weit über alle historisierenden Aspekte hinaus, die tiefe biologische Verwurzelung der Alternsprozesse. „Wir alle leben vom Vergangenen und gehen am Vergangenen zugrunde", wie GOETHE – in seinen „Maximen und Reflexionen", 167 – bemerkt. Wir wissen im Grunde nicht einmal so recht, ob wir das geradezu sprichwörtlich gewordene „einsame Alter" noch zur Physiologie oder schon zur Pathologie rechnen sollen. Man nimmt mehr und mehr Abschied von den Dingen und auch von Menschen, die einem lieb und teuer waren. Man will allein sein, keinen Ärger mehr haben, keine neuen Verpflichtungen mehr eingehen, keinerlei Bindungen – alles Prozeduren, die von biologischer wie anthropologischer Sicht her wechselweise Erhellung erfahren.

Es kann nicht ausbleiben, daß sich mit der „Theoretischen Pathologie" mehr und mehr auch ein philosophisches Moment in der sich allzusehr auf ihre naturwissenschaftlichen Grundlagen berufenden Medizin Gehör verschafft, mit der freilich kaum zu vermeidenden Ambivalenz einer solchen anthropologischen Besinnung. „Wenn die Philosophie" – schreibt HEGEL – „ihr Grau in Grau malt, dann ist eine Gestalt des Lebens alt geworden, und mit Grau in Grau läßt sie sich nicht verjüngen, sondern nur erkennen; die Eule der Minerva beginnt erst mit der einbrechenden Dämmerung ihren Flug". Ihren Flug wollen auch die nachfolgenden Beiträge – jeder auf seine Art – begleiten.

Inhaltsverzeichnis

Autorenverzeichnis

WILHELM DOERR, Dr. med. Dr. med. vet. h.c. Dres. med. h.c.
o. Prof. der Allgemeinen Pathologie und Pathologischen Anatomie,
Im Neuenheimer Feld 220 – 221, D-6900 Heidelberg
Mitglied der Heidelberger Akademie der Wissenschaften

WALTER HOFMANN, Dr. med. vet.
Prof. (C_3) der Allgemeinen Pathologie,
Pathologisches Institut der Universität,
Im Neuenheimer Feld 220 – 221, D-6900 Heidelberg

ALFRED JOHANNES LINZBACH, Dr. med.
o. Prof. (em.) der Allgemeinen Pathologie und Pathologischen Anatomie,
Senderstraße 33, D-3400 Göttingen
Mitglied der Akademie der Wissenschaften zu Göttingen

KLAUS ROTHER, Dr. med.
o. Prof. der Immunologie und Serologie,
Im Neuenheimer Feld 305, D-6900 Heidelberg

HEINRICH SCHIPPERGES, Dr. med., Dr. phil., Dr. med. h. c.
o. Prof. der Geschichte der Medizin,
Im Neuenheimer Feld 305, D-6900 Heidelberg
Mitglied der Heidelberger Akademie der Wissenschaften

FRANZ SEITELBERGER, Dr. med.
o. ö. Prof. der Neuropathologie,
Neurologisches Institut der Universität,
IX., Schwarzspanierstraße 17, A-1090 Wien
Mitglied der Österreichischen Akademie der Wissenschaften zu Wien.

Ist Altern eine Krankheit?

Wilhelm Doerr

Das heutige Thema begleitet mich schon lange. Ich danke Ihnen, daß ich im Kreise unserer Akademie, und zwar in *Ulm,* sprechen darf. Ich hatte einst dem *Gründungsausschuß* dieser Hochschule unter LUDWIG HEILMEYER angehört, und der Senat der Universität Ulm hat mir im vorigen Jahr die Universitätsmedaille verliehen. So fühle ich mich mehrfach verpflichtet. Freilich habe ich das Thema, ob Altern eine Krankheit sei, mit einer gewissen Beklemmung in Vorschlag gebracht, – denn es besitzt „offene Grenzen" und induziert Widerspruch:

Den Ärzten und engeren Fachcollegen mögen meine Bemerkungen zu frei, vielleicht nicht genügend ärztlich, den „gelernten" Naturwissenschaftlern aber und den Biologen nicht genügend tiefschürfend, den Philosophen auf weiten Strecken dilettantisch erscheinen, und die Theologen, fürchte ich, werden sich wundern, – aber, so hoffe ich, sie werden mir nicht gram sein.

Ich entschuldige mich also vorsorglich. Eine frühere Fassung des Manuskriptes hatte ich Herrn Prof. WOLFGANG GENTNER vorgelegt. Er war so freundlich, die physikalischen Daten zu prüfen und mir zu helfen, die Akzente richtig zu setzen. Er hat mich auf die liebenswürdigste Art beraten und mich mit den Gedanken seines Vortrages „Kollisionen im Laufe der Geschichte unseres Planetensystems" (1975) vertraut gemacht. Ich möchte dem lieben Entschlafenen auch an dieser Stelle ganz herzlich Dank sagen [1].

In meinen *Berliner Jahren* (1953 bis 1956) bin ich an der damals noch jungen Freien Universität (Gründung 1948) dem Philosophen EDUARD MAY begegnet. Er war ein Denker eigener Fachrichtung. Er rang um die Frage, ob sich das Organische vom Nicht-Organischen grundsätzlich oder nur graduell unterscheide. Es ging ihm um die Klärung jener Punkte, die zwar für den Naturforscher verbindlich sind, aber mit dessen Mitteln *innerlich,* d. h. nach dem Kern ihres Wesens nicht erreicht werden können.

„Alt werden will jeder, alt sein will niemand [2]*."* Ohne eigentliche Krankheit höchste Altersstufen zu durchleben, ist Aufgabe und Erfüllung.

So einfach ist das nicht. Ich muß Sie auf weiten Strecken meiner Wanderung an bekannten Dokumenten der Phänomenologie seneszenter Organismen vorbeiführen. Aber ich will doch auch einiges sagen, was unbequem ist und was mich seit Jahren bewegt.

---

[1] Prof. Dr. Drs. h. c. WOLFGANG GENTNER, Präsident der Akademie von 1964 bis 1968, verstorben am 4. September 1980 im Alter von 74 Jahren in Heidelberg.

[2] Geflügeltes Wort von K. H. BAUER, erstmals in einem größeren Kreis anläßlich seines 75. Geburtstages (1966) ausgesprochen (cf. DOERR, LINDER und WAGNER).

Senectus ipsa morbus! Dieses Wort der Antike, von dem man nicht sicher weiß, von wem es wirklich stammt (SENECA, CICERO, TERENZ?) ist unser Thema[3]. Sie haben wahrscheinlich CICEROs Abhandlung „Cato major, de senectute" aus dem Jahre 44 vor Christi Geburt gelesen. Dort findet man die Formulierung: „Die Last des Alters, die uns bereits bedrückt oder doch unausweichlich bevorsteht!"

Darum geht es also, *um die Last!*

Die Sehnsucht nach einem ewigen Leben ist wie der Traum von einem goldenen Zeitalter (RÖSSLE 1917).

Träume werden selten verwirklicht; wir stecken in unserer Haut und haben ein *somatisches Fatum.* JULIUS TANDLER (1913), der Wiener Anatom, verstand hierunter unsere Konstitution, die Mitgift vom Mutterleibe her. Es ist dies wohl dasselbe wie das, was GOETHE in der „natürlichen Tochter" formulierte: „Das Leben ist des Lebens Pfand, es ruht nur auf sich selbst und muß sich selbst verbürgen."

ARISTOTELES war der erste Grieche, der uns die Welt mit den Augen PLATONs zu sehen lehrte (SCHÖFFLER 1979): Danach gilt der Satz, und zwar in der Sprache des PETRUS HISPANUS, „Tempus est causa corruptionis"!

Die Corruptio, d. h. die Alteration, ist aristotelisch und hat direkten Bezug zu meinem Thema. Im Sinne von ARISTOTELES wird unser Leib, das Soma, durchzogen von der Psyche, welche in vier Stufen angelegt ist:

1. der *Psyche phytike,* dem Threptikon, der auf vegetative Funktionen eingestellten „pflanzenhaften" Seele;
2. dem *Oretikon,* d. h. dem auf Begehrlichkeit gerichteten Streben;
3. dem *Aisthetikon,* d. h. der Seele, welche auf Perzeption und Verarbeitung höherer Wahrnehmungen bedacht ist und
4. dem *Kinetikon,* d. h. einer Schicht der Seele, die auf „Bewegung", nämlich gedankliche Beweglichkeit, später auch motorische Lokomotion Einfluß nimmt.

Zu diesem Stufenbau von Leib und Seele gehört der noūs, die Schicht des Geistes. Die Alten kannten den noūs poetikos und den noūs pathetikos. Jedes Ding der Natur steht in der aristotelischen Philosophie unter der *Polarität von Materie und Form.* Der noūs poetikos sei wie das Licht, das die Farben hervorzaubert, was ihm aber ohne den Widerpart der Finsternis nicht möglich wäre. Die Kirchenväter, ich nenne nur AUGUSTINUS, haben gewußt, daß die christliche Heilslehre – die göttliche Dreifaltigkeit – eine höhere Verkörperung platonischen Gedankengutes – Leib, Seele, Geist – umfaßt (BARTHEL 1939).

Was ist Alterung? Was bedeutet Altern? Wodurch erkennt und definiert man ein bestimmtes Alter? Wer alles kann altern? Gibt es Altersvorgänge auch in der nicht belebten Welt? *Was ist Krankheit?* Muß man an den Folgen des Altwerdens sterben? Was geht da eigentlich vor sich? Gibt es einen im strengen Sinne *physiologischen Tod?* Ich werde alle Fragen nach und nach zu beantworten versuchen. Gestatten Sie, daß ich das Phänomen Alterung aus der Sicht des *Anthropologen* angehe:

---

[3] KONRAD GEISER, Mitglied der Akademie, gab mir *nach* dem Vortrag den Quellennachweis, den ich im *Anhang* abgedruckt habe. Ich danke Herrn Collegen GEISER herzlich. cf. S. 103.

Was ist Anthropologie? Anthropologie als Ganzes ruht auf zwei Säulen, den Ergebnissen der kausal-naturwissenschaftlichen Arbeiten *und* jenen des hermeneutisch-geisteswissenschaftlichen Instrumentariums. Zu ersteren gehört die aktuelle mit naturwissenschaftlichen Methoden betriebene Medizin einschließlich der medizinischen Psychologie. Das Ziel der hermeneutischen Bemühungen ist der Erwerb des phänomenalen Wesensverständnisses des gesunden, mehr noch des kranken Menschen.

Die klassische Anthropologie geht auf FRIEDRICH BLUMENBACH zurück (1752 bis 1840); sie mißt und wiegt und vergleicht, sie hebt ab auf Erkennung einer bestimmten Typologie, und sie bedient sich der Genetik. Die Neue Anthropologie ist älter, ihre Wurzeln reichen in die Renaissance. Sie war lange vergessen, aber sie wurde wiederentdeckt: In der englischsprechenden Welt durch CANNON, SHERRINGTON und Sir JOHN ECCLES, in der deutschen durch KREHL, VIKTOR VON WEIZSÄCKER und PAUL CHRISTIAN.

Ohne mich in eine historisierende Betrachtung einzulassen, darf ich vereinfachend sagen: Die medizinische Anthropologie unserer Zeit, ohne deren Kenntnis nicht über Fragen der Alterung gesprochen werden kann, wird durch drei methodologisch verschiedenartige Arbeiten getragen:

die naturwissenschaftlich-experimentelle,
die phänomenologisch-empirische,
die philosophisch-erkenntniskritische.

Es ist sehr merkwürdig, daß *der* Mann, der eine so überaus erfolgreich gewesene „Pathophysiologie" monographisch und in vielen Auflagen geschrieben und vertreten hatte, LUDOLF KREHL, eine Begriffswelt skizzierte, die komplementär alles bis dahin verfügbar gewesene ergänzte, bereicherte, aber auch komplizierte: Ich meine das, was man KREHLS

Personalismus und Subjektivismus

nannte (CHRISTIAN 1962). KREHL schwebte eine wissenschaftliche Medizin der kranken *Persönlichkeit* vor. Was heißt dies? Ich antworte mit einem aus dem Zusammenhang genommenen Worte KREHLS, darum pointiert, aber für die Zwecke der Darstellung dieser Stunde gerade recht: *Krankheiten als solche gibt es gar nicht, wir kennen nur kranke Menschen!*

Die ständige Dialektik in der Medizin, daß sie nämlich den Menschen in wissenschaftlichen Bezügen interpretieren muß, aber ihn gerade in diesen kaum erreichen kann, bleibt bis in diese Stunde lebendig. Denn menschliches Selbstverständnis umfaßt des Menschen Möglichkeiten, nicht ihn selbst. Im Sinne des KREHLschen Personalismus ist der menschliche Körper das sich strukturierende Sein des Subjektes. Die Strukturanalyse des menschlichen Körpers, das ist Anatomie, und die Kausalanalyse der Vorgänge, die Physiologie also, lassen letzten Endes die Bedingungen einer Leistung, die apparativen Voraussetzungen des So-Seins, nicht aber deren Tatsächlichkeit erkennen. Mit anderen Worten: Man kann also durch die Methoden der naturwissenschaftlichen Medizin nur die Bedingungen unserer körperlichen Möglichkeiten und Grenzen erkennen, leider nicht mehr.

Die medizinische Anthropologie hat zwei *Inhaltselemente,* Konstitutionslehre und Individualpathologie, und sie hat zwei besondere *Themen,* mit denen sie sich herumschlägt, die natürliche Ungleichheit der Menschen sowie Krankheit und Alterung.

Ich will versuchen, meinen Auftrag mit drei Akzenten zu versehen:

Alterung schlechthin,
Mensch und Tier als Glieder der Schöpfung,
Anthropologie im Dienst der Altersforschung.

Über Altwerden und Altsein kann nur der ernstlich sprechen, der in der *Alterserfahrung* steht. Alterung ist der *vitale Raum der Zeit.* Zeit ist nach KANT die formale Bedingung a priori aller Erscheinungen überhaupt. Die biologische Zeit ist die durch die Aufeinanderfolge bestimmter biorheutischer Ereignisse markierte Wegstrecke. Die biologische Zeit wird am einfachsten durch das treffende SCHOPENHAUER-Wort charakterisiert: Alte Menschen leben schneller! Für den alten Menschen bedeutet die Sequenz der Jahre eine subjektiv kurze Zeit; im eigentlichen Sinne neuartige Erlebnisinhalt scheint es nicht zu geben. Für das Kind aber ist die Spanne etwa zwischen zwei aufeinanderfolgenden Weihnachtsfesten eine unendlich lange Zeit.

Die biotechnischen Vorgänge der Alterung liefern die materielle Korrespondenz des Altwerdens. Das Altern umfaßt begrifflich mehr und markiert die Summe aller Ereignisse, welche im Fortgang der Zeit Spuren hinterlassen.

Was wir an Wachstum verlieren, aber an Differenzierung gewinnen, nennen wir Reifung. Der Preis für die Reifung ist das Altern; das Zahlungsmittel ist der Tod (RÖSSLE). Altern bedeutet fortschreitende Entfremdung, also eine „eingefristete Lebenszeit". Alterung ist nach PORTMANN (1974) eine „Programmierung zum Tode". Sie ist ausgezeichnet durch kontinuierliche Abnahme der Fülle des Möglichen und die Zunahme dessen, was bereits verwirklicht wurde (RIES 1972).

Um die Dignität der Befunde, die man bei hochbetagten Menschen erheben kann, wird gerungen. Kann man das Lebensalter eines Patienten objektiv bestimmen? Sie kennen natürlich die hinlänglich charakterisierbaren Befunde:

Ergrauen der Haare,
Runzelung der Haut,
Ausfallen der Zähne,
Greisenbogen am Hornhautrande des Auges,
Regenerationsgeschwindigkeit im Bereiche definierter Wundflächen
und vieles andere mehr.

Sie wissen, daß auf LUDWIG ASCHOFF das geflügelte Wort zurückgeht, der Mensch habe das Alter seiner Blutgefäße, und daß die Orthopäden heute gerne sagen, *auch* der Gelenke. *„Jahresringe"* oder deren Äquivalente gibt es beim Menschen nicht, und Altersbestimmungen an den Organen unbekannt gewesener Verstorbener sind immer problematisch.

Im Französischen gilt der Satz: „La vieillesse est simplement fonction du temps, la senilité est fonction d'une altération pathologique des tissus." Das Altern ist eine Funktion der Jahre, die Greisenhaftigkeit eine Folge krankhafter Gewebeveränderungen. *Um welche Veränderungen geht es im eigentlichen Sinne?* Es gibt genau genommen nur zwei Befundgruppen, um welche die Debatte kreist: Es sind dies

1. die Veränderungen von Gehirn- und Herzmuskelzellen,
2. die der kollagenen Fibrillen.

Es ist eine uralte Tatsache, daß mit zunehmendem Lebensalter die Wände unserer *Schlagadern* dicker werden. Es ist aber eine Erkenntnis erst der letzten Jahre, daß in dem Maße, in dem die Kreisringfläche breiter, der Radius der lichten Gefäßweite größer wird. Alterung bedeutet vermehrte stoffliche Einlagerung in die Wandschichten, nicht aber Verengerung der Gefäßlichtung. Die vermehrte stoffliche Einlagerung kommt vom Hauptblutstrom zustande; es handelt sich um Eiweißkörper, Fette, Aminozucker, Mineralsalze. Man kann die progressive Mineralisation der Aortenwand sehr einfach durch *Schnittveraschung* sichtbar machen. Alle diese Veränderungen machen eine Elementarform der Arteriosklerose aus. Sie wird gesteuert durch die *Porengröße des Molekularsiebs* der in der Grundsubstanz der Aortenmedia etablierten Proteoglykane. Alte Menschen haben eine reduzierte Porenweite, die stoffliche Permeation von innen nach außen gelingt nur unvollkommen. Solche Gefäßwände sind störanfällig, es kommt an der inneren Gefäßoberfläche zu *Fettanreicherung*, Aufbrüchen, Blutgerinnung und konsekutiven Umbauvorgängen.

Im menschlichen *Herzen* sind die Störungen der Gewebereinigung sinnfällig: Es entstehen basophile Degenerate, das heißt Schollen und Brösel aus Schleimstoffen in den Muskelfasern (= basophile, das heißt durch basische Farbstoffe [Hämalaun] anfärbbare Schlacken), *Amyloide* und paramyloide Abscheidungen im Interstitium und eine exzessive Pigmentierung.

Das menschliche *Gehirn* zeigt auf der Höhe des gesunden Lebens bei aller Mannigfaltigkeit der Großhirnwindungen ein regelmäßiges Oberflächenbild. Bei Hochbetagten sind die Gehirnwindungen schmal, die Hirnhäute verdickt, die Hirnhöhlen erweitert. Die Nervenzellen sind durch *Pigmentschollen* beladen; in der Umgebung der kleinen Gefäße finden sich Fällungen von Eiweißzuckern und Fetteiweißverbindungen. Alles dies bedeutet sowohl Beeinträchtigung der Gehirngewebsernährung als auch -reinigung.

Die kollagene *Bindegewebsfibrille* besteht aus drei spiralig angeordneten Aminosäureketten: Prolin, Hydroxyprolin, Glycin. Die *Bindung der Ketten* stellt ein eigenes Problem dar. Es gibt Wasserstoff-, Hydroxyl-Bindungen, Brükken aus Asparaginsäure und Zuckerbrücken. Bei den Vorgängen der Alterung kommt es zu einer Zunahme der inneren Bindungen. Man spricht von der *Vernetzung der Skleroproteine.*

Seit 1880 weiß man, daß Temperatureinwirkungen auf kollagene Sehnen eine starke Verkürzung der Fibrillen hervorrufen. Das bevorzugte Studienobjekt ist die *Rattenschwanzsehne.* Sie ist 10 cm lang, 0,15 mm dick und 10 mg schwer. Sie zeigt normalerweise auf je 1 mm Sehnenverlaufsstrecke einen Windungsgang. Bei einer Erwärmung auf 62 °C tritt eine thermoelastische *Kontraktion* von bis 70% auf. Dabei verschwindet die Spiraltour, und es entsteht eine gummiartige Konsistenz. Die thermische Kontraktion wird stärker, je älter das Tier geworden ist. Zahl und Dichte der inneren Bindungen nehmen zu, Hydroxyprolin schwindet in der Außenflüssigkeit des Gewebes. VERZÁR in Basel hatte vor Jahren einen Alterungstest auf diese Beobachtung gegründet, nämlich thermoelastische Kontraktion und Hydroxyprolinschwund in einen inneren Bezug gebracht.

Eine zunehmende Vernetzung der die kollagenen Fibrillen aufbauenden Aminosäurespiralen findet sich beim alternden Menschen *unter natürlichen Bedingungen.* Ganz das gleiche tritt prämatur, also vor der Zeit, bei latenter intermediärer Acidose auf, also bei schlecht eingestelltem Diabetes mellitus, bei Gicht und Alkaptonurie. Die Stützgewebe werden vor der Zeit brüchig; es entstehen Gelenkschäden, Bandscheiben- und Sehnenrisse (TH. NEMETSCHEK et al. 1980).

Wenn wir diese Befunde überdenken, zeichnen sich zwei Grundtatsachen ab: Das ist einmal die Änderung der *Löslichkeitsbedingungen* im Inneren der Zellen und der Grundsubstanz; das ist zum anderen die *zunehmende Verfestigung des Bindegewebes.* Der erste Vorgang führt zu einer Störung der zellularen Fermentleistung, der Reinheitsgrad der Fermentgemische nimmt ab. Der zweite Vorgang erzeugt eine Membranüberdichtung, sie behindert den Stoffaustausch. Diese Vorgänge lassen erkennen, daß Altwerden bedeuten kann

Hinstreben zu einem stofflichen Maximum

selbstverständlich nur der lebenswichtigen Organabschnitte und natürlich praeter atrophiam organorum senescentium.

Die *vergleichende Pathologie* lehrt, daß diejenigen Veränderungen, welche ich für den Menschen skizziert habe, grundsätzlich auch bei niederen Tieren gesehen werden: Nervenzelldegenerationen mit Pigmentablagerung und Zerfall sind vom Regenwurm, der Stabheuschrecke, dem Gehirn des Flußkrebses und dem pilzhutförmigen Organ der Arbeitsbiene bekannt. In diesen Veränderungen kann man das Äquivalent der den natürlichen Tod einleitenden Regulationsstörungen erblicken.

Gehen wir einen Schritt weiter: *Gibt es Alterung auch der nicht-belebten Natur?* Selbstverständlich, man möge sich nur nach den Daten der Astrophysik umsehen. Der Urknall, das heißt die Entstehung des Universums, soll vor 19,9 Billionen Jahren stattgefunden haben, das sind rund 10 000 Millionen Jahre (wenn ich die Angaben der Literatur richtig verstehe[4]). Der explodierende Feuerball bestand aus Lichtteilchen, den *Photonen.* In wenigen Minuten nach dem Big Bang hatte sich die ganze Materie des Kosmos formiert. Für die Dauer von 100 000 Jahren nach dem Urknall dürfte das Universum aus sich schnell ausbreitenden und dann abkühlenden Gasen aus Elektronen-, Wasserstoff- und Heliumkernen und einem enormen Exzeß an Photonen bestanden haben. Nachdem unsere Sonne 4,6 Billionen Jahre bestanden hatte, fing sie an zu strahlen. *Unsere Galaxie soll noch eine Lebenserwartung von 40 Billionen Jahren haben.* Sie wird wahrscheinlich enden durch einen Gravitationskollaps, Big Chrunch, das heißt eine Katastrophe, entstanden durch eine unvorstellbare Überdich-

---

[4] Ich folge im wesentlichen den Daten von ECCLES. Herr Professor W. GENTNER, Max-Planck-Institut für Kernphysik, Heidelberg, war so freundlich, die Passagen meines Vortrages zu prüfen. Er riet mir, an dieser Stelle anzumerken, daß die Astrophysik im Augenblick in einer „Revolution" lebt, daß viele Zeitangaben laufend verändert werden müssen. „Bleiben wird von diesen Zahlen wahrscheinlich das Alter unserer Erde und damit das Alter unseres planetarischen Systems. Denn diese Altersbestimmungen beruhen auf Messungen mit radiometrischen Methoden an den ältesten Gesteinen der Erde und des Mondes" (Brief vom 14. Dezember 1979). Ich habe Herrn Professor GENTNER herzlich zu danken, auf seine Abhandlung in den „Reden des Ordens Pour le Mérite" sei hingewiesen!

tung der Materie. Die Dichte eines Sternes mit Black Hole ist unglaublich; sie wird mit 2×10^{15} g · cm^{-3} angegeben. Das bedeutet: Ein mm^3 der dann vorliegenden Materie unseres Planeten würde 2 Millionen Tonnen schwer sein. Ein Stern von der Größe unserer Sonne würde im Falle des Black Hole einen Durchmesser von nur 6 km haben! Sir JOHN ECCLES meint in diesem Zusammenhang, daß der Gravitationskollaps das „physikalische Gegenstück" zur „theologischen Hölle" bedeuten müsse.

Lassen wir uns nicht erschrecken, noch haben wir Zeit. Was ich aber deutlich machen wollte, ist dies: Im Zeitalter der technischen Nutzung der Atomkernspaltung ist es nicht mehr schwer, sich vorzustellen, daß und wie aus wenigen Ausgangsstoffen etwa Wasserstoff und Helium durch *thermonukleare Verbrennung*, durch das „Cooking" in 10^9 Lichtjahren, Kohlenstoff, Sauerstoff, Stickstoff, Phosphor entstehen konnten. Der primordiale solare Nebel bestand zu 98% aus Gasen, 1,5% Eiskristallen, 0,5% Steinstückchen. Jene enthielten Na, Mg, Al, Si, Ca, Fe, Ni! Sie wissen: *Uran „altert" in Jahrtausenden, am Ende der Zerfallsreihe steht Blei.* Alterung von Zement, Stahlträgern, Maschinenteilen, Pleuelstangen sind in der Technik mit Veränderung des Physikochemismus und Auftreten sogenannter Ermüdungsfrakturen bekannt. Grundsätzlich Gleichartiges beobachten wir als Ärzte im Röntgenbild einiger aseptischer Knochennekrosen. Ich meine die LOOSERschen Umbaulinien des Skelettes. Sie entstehen durch Umlagerung der Apatitkristalle.

Alle diese Vorgänge hängen mit dem *zweiten Hauptsatz der Wärmelehre* zusammen. Sie können durch den von R. CLAUSIUS (1850) eingeführten Begriff der Entropie dem Verständnis nähergebracht werden. Entropie bedeutet, daß es eine absolute Umkehr von Naturvorgängen nicht gibt. Es laufen nur solche Vorgänge ab, die zu einer Zunahme der Entropie, d. h. zu einem Zustand mit der größeren Wahrscheinlichkeit in bezug auf Bewegung und Anordnung der Moleküle führen können. Die Entropie ist der Logarithmus der Wahrscheinlichkeit (EUCKEN 1934). Sie ist ein Maß für die atomare und molekulare Unordnung (RÖMPP 1966). Diese Vorgänge liegen dem Prozeß der Alterung unbestritten zugrunde. *Auch die „lebendige Masse" unterliegt der Entropielehre.* Sie ist die letzte, die eigentliche Ursache dafür, daß uns nicht ewiges Leben beschieden sein kann.

Wir kommen hier ganz in die Nähe der brennend interessanten Frage: Bedeuten die Vorgänge der Alterung eine Störung der Gesundheit? Wenn dies so wäre, könnte man dann ernstlich sagen: Die Alten hatten recht: Senectus ipsa morbus? – In einer vom ärztlichen Alltag distanzierten Betrachtung darf man selbstverständlich schließen: Vom Standpunkt der physikalischen Chemie aus bedeutet „Leben in Gesundheit" den „weniger wahrscheinlichen Fall". Leben in Gesundheit bedeutet Leben im physikalisch-chemischen Ungleichgewicht (KATCHALSKY 1971). Gestörtes Leben, also Krankheit und Alterung, sind der wahrscheinlichere Fall. Störungsfreies Leben kann es auf die Dauer nicht geben. Wenn dies so ist, was macht den eigentlichen Unterschied zwischen Alterung und Krankwerden? *Derlei Erörterungen sind unbequem.* Sie fordern zu logischer Anstrengung, zu sorgfältiger Begriffsbildung heraus (MAY 1952).

Lassen Sie uns versuchen, noch einige begriffliche Klarstellungen zu geben: *Gesundheit und Krankheit sind zwei alternative Erscheinungsweisen des Lebens* (E. MÜLLER 1969). Der Krankheitsbegriff ist also ganz sicher an den der Gesundheit gekoppelt. Wenn Krankheit als Störung der Gesundheit, letztere aber als „ungestörtes Leben“ verstanden werden darf, was ist „Leben“ und inwieweit kann man das Wesen des Krankhaften aus dem des Lebendigen herleiten?

„Leben“ bedeutet *unter anderem* Fähigkeit zu identischer Reduplikation, zu Stoffumsatz, und zwar (1) zum Zwecke der Erhaltung der Strukturen, (2) der Energieumschichtung. „Leben“ äußert sich durch eine Reihe von Merkmalen, und insofern „Gestalten“ nicht „sind“, sondern „geschehen“, bedeutet Leben auch in diesem Zusammenhang „Ereignisabfolge“. An diesem Vorgang können sehr verschiedene Störungen angreifen, deshalb ist das Panorama des Krankhaften so weit gespannt.

Die „identische Reduplikation“ ist das vornehmste Kennzeichen des Lebens. Sie bedient sich selbstverständlich der Vorgänge des Wachstums. *Wer oder was alles kann wachsen?* Wachsen können nicht nur Lebewesen (Bakterien, Einzeller, Mehrzeller), sondern auch unbelebte Strukturen (ein Kristall, ein Sternenhaufen, ein Fluß zur Zeit der Schneeschmelze, eine von Berg zu Tal gehende Lawine). Wachstum bedeutet Ansatz durch Zunahme der funktionell, natürlich auch strukturell „vollwertigen“ Masse. Das Muster eines Impfkristalles kann ausschlaggebend sein, ob aus einer an Calcium- und Carbonat-Ionen übersättigten Lösung Kalkspat oder Aragonit auskristallisiert.

Nun ist es naheliegend zu fragen, ob dies immer so sein muß, oder ob nicht auch länger anhaltende oder durchgreifende Störungen auftreten könnten. In einer Zeit, die den Begriff *„Molekularpathologie“* pflegt, taucht wie von selbst die Frage auf, ob es nicht auch „kranke Moleküle“ geben könnte. Natürlich gibt es erblich bedingte „Enzymdefektkrankheiten“ und experimentell definierte Fermenthemmungen mit allen Konsequenzen. Hierbei entstehen Metabolite, die entweder abartig sind oder aber zeitlich und örtlich da nicht hingehören, wo sie nachweisbar werden. Diese verrichten ihrerseits eine pathologische Leistung. Die Zahl dieser bekannten Störungen ist nicht klein. Allein die Erkenntnis für unser Problem ist gering.

Wir waren davon ausgegangen, daß „Krankheit“ Störung der Gesundheit, Gesundheit aber angepaßtes Leben bedeutet. Leben sei durch bestimmte Merkmale ausgezeichnet, das vornehmste sei das der Autoreduplikation. Jene bediene sich im nachhinein der Vorgänge von Wachstum und Differenzierung. *Gibt es auch Wachstumsstörungen im anorganischen Feld?* Werden Kristalle nicht nach dem Muster der Impfkristalle wachsen, sondern pathologische Formen zustande bringen?

Kristalle entsprechen nur in seltenen Fällen den idealen Erwartungen. Man begegnet im allgemeinen *„Realkristallen“*. Diese sind mit Fehlern behaftet und zeigen die Folgen verschiedenartiger Wachstumsstörungen. Kein Kristallbau erfolgt mit modellhafter Regelmäßigkeit. Er ist mit Fehlerstellen, Gitterlücken, Gitterversetzungen behaftet. Lageunterschiede, die mit Gitterversetzungen verbunden sind und sich bei einer Reihe aufeinanderfolgender Bausteine, zum Beispiel den Kohlenstoffnetzebenen, wiederholen, führen zu *Mosaikkristallen.* Diese sind Haufwerke kleinster Teilchen, die, wie im Falle der mikrokristallinen Kohlenstoffe, graphitische Kohlenstoffnetzebenen enthalten. Die Erscheinungsformen dieser Realkristalle hängen außer von der initialen Keimbildung von der Geschwindigkeit der Zusammenlagerung der einzelnen Bausteine ab. Eine langsame Zusammenlagerung kommt einem regelmäßigeren Kristallwachstum zugute. Ob „Regelmäßigkeit“ etwas Nützliches oder Positives bedeutet, – falls eine derart primitive anthropomorphe Frage erlaubt ist –, ist wieder etwas ganz anderes. Denn es ist keineswegs erforderlich, daß zum Beispiel Kollagen im kristallographischen Sinne streng geordnet vorliegt. Vielmehr scheinen Regelmechanismen dafür zu sorgen, daß im Fortgang der Alterung keine vollständige Kristallisation, die mit vermehrter Faserbrüchigkeit verbunden wäre, stattfindet. Es geht immer nur ein parakristalliner, das heißt teilkristalliner Zustand in Szene.

Für die Entstehung „kranker“ Kristalle ist neben der Wachstumsgeschwindigkeit auch die „richtige“ oder „falsche“ Keimbildung verantwortlich. So entstehen etwa unter der Wirkung feinteiliger Kristalloxyde als Initiatoren, zum Beispiel bei der thermischen Disproportionierung von Kohlenmonoxyd, feinste Fasern aus Kohlenstoff. Diese zeigen als Ausdruck der „Versetzungen“ einen schraubenartigen Habitus. Die dadurch interessant und schön aussehenden Körperformen sind keinesfalls Ausdruck einer besonders reinen inneren Ordnungsstruktur.

Krankheiten der lebenden Strukturen und Krankheiten der anorganischen Welt sind durch zwei *durchgehend gültige Merkmalsgruppen ausgezeichnet:*

1. durch Änderung der Gestalten („Raumgestalt“, „Zeitgestalt“),
2. durch Abhängigkeit von den Gesetzen der Entropie.

Krankheit, Alterung und Tod haben in diesem Sinne gleiche Ursachen. Krankheit ist das Mittel, den gleichsam absoluten Tod durch Zerstreuung – Dissipation – jeglicher Energie, d. h. den physikalisch-chemisch wahrscheinlicheren Zustand herbeizuführen. „Krankhaft“ nennt Rössle (1936), daß etwas zur Unzeit, am falschen Platze und in fehlerhaftem Ausmaß geschieht. Es ist sicher richtig, sich bei der Beurteilung der logischen Bezüge der Kriterien *Heterochronie, Heterotopie* und *Heterometrie* zu bedienen.

Hier machen wir eine Zäsur und wenden uns der *Frage nach dem Unterschied zwischen Mensch und Tier* zu. Wir charakterisieren die Frage so:

1. Zeit im Sinne der biographischen Anamnese hat nur der Mensch; alles andere haben Tiere auch: Kommunikation, Aggressivität, Anpassungskonflikte, Statushierarchie, sexuellen Zirkus (Schipperges 1973, 1974).
2. Das Tier ist in seine Umgebung eingepaßt, der Mensch aber nimmt aktiv Stellung zu ihr. Die Umwelt ist *seine* Welt, er gestaltet sie.
3. Der Mensch *hat* seinen Körper, und er *ist* zugleich körperlich.
4. Der Mensch ist nicht nur geistbegabt, sondern seine Affekte und Altersgebrechen werden natürlich von ihm selbst bemerkt, beurteilt *und* gestaltet!

Auf der Tagung des Engadiner Collegium 1977, eines Arbeitskreises Zürcher Theologen, ging es um den Satz: „l'homme est-il une création de soi par soi?“, und der Philosoph Landmann meinte: „Der Mensch ist ein Tier *und noch etwas dazu.“ Es besteht eine reziproke kreative Beziehung zwischen dem somatischen und dem extrasomatischen Fortschritt!*

Max Scheler, der vor 50 Jahren verstorbene Philosoph, hatte schon 1927 in seiner unvergessenen Schrift „Die Stellung des Menschen im Kosmos“ (Nachdruck 1947) folgendes dargelegt: Frägt man einen gebildeten Menschen, was er sich bei dem Wort „Mensch“ denke, so begännen fast immer drei Ideenkreise in seinem Kopfe aufzutreten: Der Gedankenkreis der jüdisch-christlichen Tradition, also der Schöpfungsgedanke mit Paradies und Sündenfall; der griechisch-antike Gedankenkreis, in dem sich zum ersten Male das Selbstbewußtsein des Menschen zu dem Begriff einer Sonderstellung erhob. Schließlich der Gedankenkreis der modernen Naturwissenschaft: Der Mensch sei ein spätes Ergebnis der Erdentwicklung, das sich von der Tierwelt nur in dem Komplikationsgrade der Mischungen von Energien und Fähigkeiten unterscheide.

Wir könnten also nach SCHELER sprechen von einer naturwissenschaftlichen, philosophischen und theologischen Anthropologie.

Eine einheitliche Idee vom Menschen besitzen wir nicht. GOETHE hat einmal gesagt: „Ich danke der kritischen und idealistischen Philosophie, daß sie mich auf mich selbst aufmerksam gemacht hat; das ist ein ungeheurer Gewinn.“Aber der Gedanke der Mitgeschöpflichkeit der Tiere, der für unser Problem „Alterung“ wichtig sein sollte, ist eigentlich überall gering bearbeitet, ja vergessen.

Im Urzustand der Schöpfung waltete Friede und Eintracht zwischen Mensch und Tier. Erst nach dem Verlust des paradiesischen Ursprungs, in der noachitischen Ordnung, wurde das Tier dem Menschen zur Nahrung gegeben. Das mosaische Gesetz hatte dennoch nicht nur ein Herz für die wirtschaftlich Schwachen, die soziale Gesetzgebung schließt die Tiere mit ein. In den Sprüchen SALOMOS heißt es: „Der Gerechte erbarmt sich seines Viehs“, und weiter: „Der Gerechte kennt die Seele seines Viehs.“ FRANZ VON ASSISSI und ALBERT SCHWEITZER sind die einzigen Namen, mit denen die christliche Kirche in einer der Würde der Kreatur angemessenen Weise zum Problem der Mitgeschöpflichkeit Stellung nimmt (KÖBERLE 1979). Von SCHWEITZER stammt das situationskritisch schlagende Wort: Wie die Hausfrau, die die Stube gescheuert hat, Sorge trägt, daß die Tür zu ist, damit ja nicht der Haushund hereinkommt und das getane Werk durch die Spuren seiner Pfoten entstellt, also wachen die europäischen Denker darüber, daß ihnen keine Tiere in der Ethik herumlaufen (KÖBERLE); cf. S. 104.

Die Kirche hat die Tiere vollkommen vergessen, sie wehrt sich auch nicht ernstlich gegen deren Mißhandlung. Das ist mit ein Grund, weshalb wir uns bei der Erarbeitung einer Neuen Anthropologie hart tun. Hätten wir ein besseres Basalverständnis für die „Eigenwelt des Tieres“ – ich denke natürlich nicht an das Feuilleton des Jahres der Tiere – verstünden wir auch die Eigenwelt des Menschen besser.

Wir Pathologen sind vorwiegend Morphologen. Morphologie ist eine historische Ereignislehre (BRAUS 1913), Gestaltenlehre ist aber auch, wie GOETHE dies wollte, Verwandlungslehre. Wir sind in einer organismischen Betrachtungsweise erzogen. Wir haben verstanden, daß sich unsere Organlehre und Organbetrachtung nicht im Werkzeugdenken erschöpfen darf. *Wir sind davon überzeugt, daß sich das Evolutionsdenken als wissenschaftlich legitime Weise des Verstehens vielschichtiger Naturzusammenhänge durchsetzen wird.* Die Schwierigkeit, mein Thema heute und in diesem allgemeinen Kreis verständlich darzustellen, rührt daher, daß es sich in besonderem Maße mit *Bedeutungsbeziehungen* beschäftigt. JAKOB VON UEXKÜLL (1940) formulierte das in vergleichbarem Zusammenhang so: Die Gesetzmäßigkeit der Bedeutungsbeziehungen ist den meisten Menschen eine terra incognita. Die Bedeutungsbeziehungen sind aber der letzte, gleichsam höchste Gegenstand der Biologie. Alle Logik, alle Mathematik sind irgendwie unanschaulich, aber die Biologie ist ihrem Wesen nach Anschauung. Ihre Aufgabe besteht in der Erkennung des Planmäßigen. Manche Lehren täuschen eine Antwort vor, geben diese aber nicht.

In anthropologischer Betrachtung werden wir Alterungsveränderungen dort suchen, erwarten und finden dürfen, wo Phänomene sogenannter Heterochronie auftreten. Was steckt hinter dieser Aussage?

Heterochronie bedeutet zeitliche Unangepaßtheit, und zwar in erdgeschichtlichen Dimensionen. Viele von Ihnen werden das prachtvolle Buch von RICHARD E. LEAKEY „Origins" (1978), andere Sir JOHN ECCLES „The human mystery" (1979) gelesen haben. Das in Washington erscheinende, von der National Geographic Society herausgegebene Periodicum „National Geographic" ergänzt alle prähistorischen Daten und Betrachtungen durch eine Reihe von Aufsätzen von MARY LEAKEY. Dabei geht es kurz gesagt darum, den *Stammbaum des recenten Menschen* besser herauszuarbeiten als jemals zuvor. Die Arbeiten fußen überwiegend auf afrikanischen Funden. Es kann sich naturgemäß nur um die Mosaikarbeiten aus fossilen Skelettresten handeln. Freilich nicht ganz: Aus Form und Volumen der fossilen Schädel wird auf Hirngewicht und Windungsrelief, aus erhaltenen, in erstarrender Lava gleichsam verewigten *Fußabdrücken* des während einer vor Jahrmillionen stattgehabten Naturkatastrophe flüchtigen Vorfahren des heutigen Menschen auf alles mögliche andere geschlossen. Selbstverständlich wurden alle Randbefunde – werkzeugähnliche Knochen- und Gesteinstücke, Brandstellen, Bestattungsformen und dergleichen – beachtet. Mit keinem Wort aber wird auf das eingegangen, was den Pathologen bewegt: „Grenzen der Menschheit" – jetzt nicht goetheisch – sondern anthropologisch: Die *Vincula,* die dem Genus homo angelegt sind, betreffen Plazenta, Hirn und Herz. Eine über die erreichte Differenzierung hinausgehende Ausgestaltung der *Plazenta* ist kaum möglich. Hier existiert eine immunologische Grenze; entweder würde die Frucht absterben oder die Mutter Schaden nehmen. Das weiß man lange. Weniger bekannt ist die Beobachtung des Forscherpaares CÉCILE und OSKAR VOGT, einst in Berlin-Buch, dann in Neustadt im Schwarzwald, daß phylogenetisch alte und stammesgeschichtlich neuerworbene Hirnteile eine unterschiedliche Störanfälligkeit – *Pathoklise* – haben: So findet man den Morbus Wilson im Priscostriatum, die Chorea Huntington im Neostriatum. Im allgemeinen zeigen spät erworbene Organteile eine stärkere Pathibilität.

Die PICKsche Großhirnrindenatrophie betrifft die stammesgeschichtlich jungen Rindenareale an den Polen des Schläfen- und der Basis des Stirnhirnes. Geradezu klassisch ist der prämature Alterungsprozeß der phylogenetisch jungen Kleinhirnhemisphärenrinde. Man nennt dies Kleinhirnrindenatrophie des Körnerzelltypus.

Alter Besitzstand bleibt im allgemeinen und auf lange Zeit von ernstlichen Schäden unberührt.

Für unser Thema – Alterung – spielt das *Herz* eine vergleichsweise entscheidende Rolle. Auch hier gibt es Besonderheiten. Man sollte denken, daß diejenigen Hominiden, die die größten Hirngewichte besaßen, die größten Entwicklungspotenzen in erdgeschichtlicher Zeit einbrachten. Das stimmt nicht. Der Neanderthaler ist verschwunden, sein mittleres Hirngewicht wird mit 1500 g angegeben, also mit 200 g mehr als das Hirngewicht des heutigen Menschen. Beim Herzen sind die mittleren Gewichte, man kann sie nur näherungsweise und unter Bezugnahme auf die wahrscheinlichen Körpergewichte angeben, also schätzen, für unser Problem beinahe uninteressant.

Unser Herz trägt in mehrerer Hinsicht die Züge der Heterochronie. Ich muß versuchen, durch starke Vereinfachung einen ungefähren Begriff zu vermitteln: In der Stammesgeschichte, natürlich auch in der Keimesentwicklung, besteht die Anlage des Herzens aus einer Reihe von in Blutstromrichtung hintereinandergelegenen Kammern; die Gesamtanlage gleicht einem Blutrohr, das von unten nach oben, das heißt von hinten nach vorn, oder, wie wir sagen, von kaudal nach kranial, aufsteigt. Ganz sicher *bereits bei den Vorstufen des Menschen*

homo sapiens (seit 500 000 Jahren) ging hervor aus
homo erectus (vor 750 000 Jahren), jener aus
homo habilis, dieser aus
Australopithecus africanus (vor 3 Millionen Jahren), jener wird angeschlossen an
Ramapithecus (vor 12 Millionen Jahren),

also vor *mehr* als 12 Millionen Jahren fand eine ungemein charakteristische *Veränderung der Organisation des Blutkreislaufes* statt. Die Entwicklung der äußeren Atmung wurde an ein Derivat des Darmrohres, die Gasdrüsen-Lunge, gebunden. Es entstand eine stärkere Entfaltung des zugehörigen Blutgefäßapparates. Es erwies sich als erforderlich, den Lungenblutkreislauf und den übrigen Körperblutkreislauf parallel und zugleich hintereinander zu schalten, das heißt getrennt zu führen, in jeweils einem Arbeitsgang zu bedienen *und* einen wechselseitigen *Austausch von Lungen- und Körperblut zu garantieren.* Um diese interessante und komplizierte biologische Aufgabe zu realisieren, waren *mehrere Umbauten* des Motors erforderlich. Die Herzwände mußten angepaßt, die Triebwerke verstärkt, und es mußte für jeden der Kreisläufe eine Kammer bereitgestellt werden. Letzteres war das schwierigste. Das Ziel wurde erreicht durch eine Art von *Winkelung und Stauchung* etwa der Mitte des genannten schlauchförmigen Organes. Die linke Kammer, die den Körperkreislauf – Hirn, Nieren, Leber, aber auch den Herzmuskel selbst – versorgt, ist ein später Erwerb. Die rechte Kammer ist die ältere. Dieses Paläomyokard trägt die alten Organisationsmerkmale. Die linke Kammer hat eine ganz andere Faserarchitektur.

Natürlich mußten die Kammerwände ausreichend versorgt werden, sie bedurften eines hinlänglich funktionstüchtigen Coronargefäßapparates. *Was weiß man von der Stammesgeschichte der Herzkranzgefäße?* Wenig! Die älteste Blutversorgung des Myokard erfolgt durch „Fjorde“, das heißt Blutlakunen von der Kammerlichtung aus. Bereits bei Fischen gibt es zusätzliche Einrichtungen. Der Frosch hat nur eine Coronaria, die Bulbusarterie, Reptilien haben zwei, einige Vogelarten drei Kranzschlagadern. Kolibriherzen schlagen bis 1000mal pro Minute. Herzinfarkte entstehen da nicht. Die Blutversorgung auf die Länge der Zeit der Wirbeltierentwicklung über die Fjorde wurde ungenügend, obwohl die Coronararterienausgestaltung noch nicht ausgereift war. Die Vorstufen des Menschen dürften ein *strauchartiges Coronararterienmuster* im Inneren des Myokard besessen haben. Die Anlage der späteren rechten Kranzschlagader war überwiegend. Dagegen stellt die linke, die ja eminent wichtig ist, ein aus drei

Kompartimenten zusammengesetztes Flickwerk dar. In vergleichend-anatomischer Sicht entspricht das menschliche Herz dem Rechtskoronartypus, es hat die historische Organisationsform beibehalten. In der Ahnenreihe des Menschen hat es Formen gegeben, die zwei weitere Sauerstoffzubringer besessen haben; der eine wurde als *kaudales Herzband* über die inneren Brustwandschlagadern, die Arteriae mammaricae internae, von kaudal herangeführt, *der andere aus* dem kapillären Vorderdamplexus über das Mesocardium dorsale, und zwar im Niveau der Vorhofkammergrenze differenziert. Diese Gegend ist für unser Herz eine kritische, denn hier liegt der Atrioventricularknoten, ein wichtiges Reizbildungszentrum für die Herzaktion. Beide Zubringer sind verschwunden. Es ist, als ob eine gestaltende Hand eine kompakte, äußerst muskelstarke Form des Motors mit dem „Auftrag" geschaffen hätte, gleichsam „auf Biegen und Brechen" das Gehirn mit Sauerstoff optimal zu versorgen. Dabei wurden Texturschwächen in Kauf genommen. Die akzidentellen Zubringer konnten wegen der veränderten Herzform und Eigenbewegung nicht erhalten bleiben.

Man braucht sich also nicht zu wundern, daß die linke Kammer bevorzugt von Herzinfarkten getroffen wird, die rechte nicht. Man braucht sich erst recht nicht zu wundern, daß die Infarkte etwa da angehen, wo die alten längst verlorenen Zubringer 3 und 4 eingemündet haben dürften, nämlich ventroapikal und dorsobasal.

Ich kann das hier nicht weiter ausbauen, ich werde mich an anderer Stelle genauer äußern[5].

Was hat das mit dem Altern zu tun?

Alterungsveränderungen werden dort am frühesten und am stärksten deutlich, wo die Situation der somatischen Heterochronie gegeben ist. Von hier aus gewinnen zunächst einfache biorheutische Parenchymveränderungen am ehesten einen Krankheitswert. Selbstverständlich könnte die Zahl der Beispiele stark vermehrt werden. Schädeldach und Glatzenbildung, Achsenskelett und Bandscheibenpathologie, Gelenkdifformitäten und osteoporotische Lückenbildungen – alles das gewinnt Bedeutungszusammenhänge für den, der zu sehen gelernt hat. Freilich, ich kehre noch einmal zu v. UEXKÜLL senior zurück: *Nie geschaute Welten!* Wem der anatomische Gedanke erlebtes Leben ist, wer die gesamte histopathologische Materialsammlung intus hat, wer sich um eine vergleichende Betrachtungsweise betreffend Tier und Mensch, besonders aber des Menschen in erdgeschichtlichen Dimensionen bemüht, dem fällt es wie Schuppen von den Augen,

warum uns nicht ewiges Leben beschieden sein kann,
wo die prospektiven Grenzen der Menschheitsentwicklung zu vermuten sind,
und warum Altern und Krankheit keinen absoluten Unterschied darstellen können!

Man sagt, daß *einzellige Lebewesen* ewig lebten, daß sie sich durch eine jeweils rechtzeitig vollzogene Teilung dem Tod entzögen. Auch wenn die Teilungsrate der Protozoen erstaunlich ist, auch wenn Endomixis und Amphimixis eine Beschleunigung einer ermüdeten Generationsfrequenz zustande bringen, – ewiges

---

[5] Inzwischen geschehen auf einem Symposion in Göttingen aus Anlaß des 70. Geburtstages von Herrn Professor A. J. LINZBACH, am 18. Januar 1980, S. 31 ff.

Leben liegt nicht vor. Denn wenn ein Pantoffeltierchen sich teilt, ist eben dieses Individuum erledigt. Der Tod ist also in die Welt getreten mit der Schaffung des Individuums. Aber auch dann, wenn man diese Vorgänge distanziert betrachtet, liegen die Dinge nicht ganz so optimal: Nur Zellen maligner Geschwülste sind in der Kultur gleichsam unsterblich, alle anderen Zellkulturen finden ein natürliches Ende durch ein genetisches Prinzip, den Hayflick-Faktor.

Wie alt kann der Mensch werden?

Wir konnten kürzlich den ältesten Menschen der Bundesrepublik, eine *111 Jahre alt gewordene Frau,* obduzieren. Herr College FRANKE in Würzburg, der, wie Sie sicher wissen, ein gerontologisches Programm seit Jahren verfolgt, bat mich um Amtshilfe. Die Verstorbene, die bis in die letzten Tage im Familienkreis gelebt hatte, zeigte eine hochgradige Atrophie der inneren Organe, vergleichsweise und am wenigsten des *Gehirnes,* eine allgemeine kongophile *Angiopathie* der kleineren Gefäße, eine erstaunlich geringe allgemeine *Arteriosklerose,* eine braune Entartung des noch immer kräftigen *Myokard.* Die Herzkranzschlagadern waren hochgradig verändert. Eine Krankheit im konventionellen Sinne konnte ich nicht ganz sicher als wichtig feststellen: Immerhin hatte die Verstorbene eine mäßige Pyelonephritis und eine Cholelithiasis. Schlußendlich starb sie aber doch am Herzen. Die nachlassende Herzkraft hatte in den letzten Tagen eine Wadenvenenthrombose entstehen lassen, diese führte zu jeweils mehreren, aber nur kleinen, das heißt quantitativ unerheblichen Lungenarterienembolie-Schüben.

LINZBACH hat 1975 die *Polypathie der Hochbetagten* rechnerisch belegt und als vielschichtiges Phänomen quantifiziert. Inzwischen ist eine große Literatur entstanden. NOLTENIUS (1976, 1977) hat gefunden, daß bei 80% der 80- bis 100jährigen Menschen jeweils 2 bis 4 pathologisch-anatomische Diagnosen erhoben werden konnten: Arteriosklerose, Lungenemphysem, Schrumpfnieren, Schenkelhalsfrakturen, Prostatahypertrophie. – Maligne Tumoren scheinen im höchsten Lebensalter wiederum seltener zu werden. Die Frage ist noch nicht ganz eindeutig zu beantworten.

RÖSSLE hat vor mehr als 30 Jahren einen interessanten Vortrag in Basel gehalten: *Warum sterben so wenig Menschen eines natürlichen Todes?* Er meinte natürlich nicht, daß die Menschen aus äußerer Ursache, etwa im forensisch-medizinischen Sinne stürben, sondern er untersuchte das Problem des „reinen Alterstodes". Die Pathologen sind über diesen Punkt zerstritten. Die Mehrzahl der Fachgenossen würde, wenn ich bei dem Beispiel unserer 111jährigen bleiben darf, sagen: Es lag natürlich kein Alterstod vor, sondern eine Lungenarterienembolie. Ich möchte das nicht gelten lassen. Die Embolie war als solche nicht erheblich, *aber* die Summe der senilen Umbau-, Membran-, Parenchymzell-Veränderungen war übermächtig groß. Die Belastungsfähigkeit des hochbetagten Organismus ist erheblich eingeengt.

RÖSSLE hat im gleichen Vortrag auf *Langlebigkeitsgene,* das heißt auf die Erblichkeit des Altwerdens hingewiesen. Hieran ist ein guter gedanklicher Ansatz. BAYREUTHER (1978) hat das so ausgedrückt: „Da das Altern der Organismen" – er meint Mensch und Tier als Individuen – „auf dem Altern der die Organismen aufbauenden Organe und das Altern der Organe auf dem Altern der die Organe aufbauenden Zellen beruht, kann nur die Aufklärung der genetischen Mechanismen des zellulären Alterns letztlich zu einem Verständnis aller dieser Mechanismen führen." Er beschreibt dann *zwei* Mechanismen, molekularkinetische Theorien des zellularen Alterns:

1. Die *Programmtheorie.* Nach ihr stehen alle Phasen des zellularen Alterns im Lebenszyklus eines vielzelligen Organismus

   die Embryonalentwicklung
   die Jugendentwicklung
   die Erwachsenenentwicklung
   die Hirnentwicklung zum Altern

   unter der Kontrolle verschiedener spezifischer Gruppen von Erbfaktoren. *In der Zeit des Altwerdens werden* bestimmte, für das Weiterleben der Zellen notwendige *Erbfaktoren abgeschaltet.* Dadurch können bestimmte Zell-Leistungen nicht mehr durchgeführt werden. Sie sterben ab. Altern und Tod wären im genetischen Material des Individuums vorprogrammiert.
2. Die *Fehlertheorie.* Danach stehen alle Entwicklungsphasen des Organismus unter der Herrschaft spezifischer genetischer Programme. Im Fortgang des Lebens entstehen aber Fehler im Programm, *aus endogener oder exogener Ursache.* Dadurch entstehen in den am meisten befallenen Zellen abnorme intermediäre Stoffe, die nach und nach irreversible Schäden setzen.

Nach BAYREUTHER verläuft das Altern der Zellen unter standardisierten experimentellen Bedingungen in drei Stufen. Man bedient sich menschlicher Embryonallungengewebsfibroblasten. Die Stammzelle I mit hoher Teilungsgeschwindigkeit steht unter dem genetischen Programm I, die Stammzellen II haben eine mittlere und die Stammzellen III eine niedrige Teilungsgeschwindigkeit. *Nach 50 Teilungen hört dieser Zellstamm auf zu leben.* Man spricht von *genetischen Uhren.* Wenn es künftig gelingen sollte, die intermediär wirksamen, das Altern technisch realisierenden Stoffe kennenzulernen, könnte man die Hoffnung haben, die Alterung bei allen Menschen zu verzögern. Unter experimentellen Bedingungen ist es bereits gelungen, die Lebensspanne der Organismen um bis 40% der bis dahin als normal betrachteten Lebenserwartung zu verlängern. Es steht uns also noch einiges bevor.

Meine Damen und Herren! Wir haben eine tüchtige Wanderung zurückgelegt; wir sprachen über

Alterung schlechthin,
Mensch und Tier als Glieder der Schöpfung,
Anthropologie im Dienst der Alternsforschung.

Unsere Hauptaufgabe war es, zu klären, ob Altern eine Krankheit sei. Ich möchte mich präzisieren:

1. „Krankhaft" ist die Gesamtheit der aus der Variationsbreite gestaltlicher und funktioneller Lebensäußerungen herausfallender Erscheinungen.
2. Gesundheit und Krankheit sind alternative Erscheinungsweisen des Lebens. Insofern Gestalten nicht sind, sondern geschehen, bedeutet „Leben" eine Ereignisabfolge mit dem Ziele der Erhaltung organismischer Strukturen.
3. Anorganische Materie und lebendige Masse unterliegen dem zweiten Hauptsatz der Wärmelehre und insofern der Entropieregel. Aus diesem Grunde

gibt es weder ein ewiges noch ein auf die Dauer störungsfreies Leben. Krankheit im Sinne der physikalischen Chemie ist der „wahrscheinlichere", Gesundheit im Sinne eines störungsfreien Lebens der „weniger wahrscheinliche" Fall. Diese von mir seit langem vertretene Auffassung hat soeben durch den Physiker DIETER FLAMM in Wien, und zwar durch seine Arbeit „Der Entropiesatz und das Leben: 100 Jahre BOLTZMANNsches Prinzip" eine mathematische Bestätigung gefunden.

4. Auch im Reich der anorganischen Materie gibt es abnorme Strukturen, die man wohl als krank bezeichnen kann. Krankheit im Sinne ärztlicher Betrachtung kann aber nur eine Störung organismischer Strukturen durch Heterochronie, Heterotopie und Heterometrie, das Ganze verbunden *mit dem Charakter der Gefahr* bedeuten.

Ob Altern eine Krankheit sei, kann nicht einfach so oder so beantwortet werden. Es kommt auf den Standpunkt des Betrachters an. Bin ich ein Naturforscher, halte ich es mit dem BOLTZMANNschen Prinzip. Natürlich ist der Mensch keine Wärmekraftmaschine. Aber der Wirkungsgrad der Zellen sowie einzelner Organe kann kurzzeitig 30 bis 40%, wie die Diplom-Ingenieure sagen würden, betragen. Diese Werte stimmen mit den Nutzungsgradienten der besten Wärmekraftmaschinen weitgehend überein. Nur ein Teil der in der Nahrung enthaltenen chemischen Energie wird in mechanische umgewandelt. Dies geschieht in voller Übereinstimmung mit dem Entropiesatz. Weil nun der Zustand des thermodynamischen Gleichgewichtes eine bedeutend größere Wahrscheinlichkeit besitzt als jeder Nichtgleichgewichtszustand, sind – wohlverstanden nur aus der Sicht der Physik – Krankwerden und Alterung, Krankheit und hohes Alter – gleichwertig!

Sind wir Ärzte, gelten andere Maximen:

Man sollte harmonisches und nicht-harmonisches Altern unterscheiden. Im Falle des harmonischen Alterns werden alle wichtigeren Organe gleichzeitig, gleichstark, das heißt so umgebaut, daß lange Zeit das Befinden des alten Menschen nicht ernstlich beeinträchtigt zu sein braucht. Am Ende eines solchen Lebens steht der reine Alternstod. Diese Menschen sterben gar nicht, sie hören nur auf zu leben. Solche Menschen sind biologisch so alt wie das am meisten im Ductus der Alterungsvorgänge fortgeschrittene, das heißt „älteste" Organ. Im Falle des nicht-harmonischen Alterns resultieren klinisch wohlbekannte Krankheitsbilder. Hier begegnet man dem Menschen, der geistig beweglich geblieben, aber körperlich hinfällig geworden ist und umgekehrt. Diese Menschen füllen die Siechenheime. Hier sind Altern und Kranksein kaum voneinander zu trennen.

Wenn ich davon sprach, daß im Sinne meiner Betrachtung kein durchgreifender Unterschied zwischen Krankheit und Alterung bestünde, so werden Sie denken, daß die Atomlehre des Demokrit einen neuen Inhalt gewonnen hätte, und man möchte hinzusetzen: *Alles geschieht mit mechanischer Notwendigkeit.* Seitdem wir begriffen haben, daß das menschliche Gehirn Computer maschinentechnisch nicht deshalb übertrifft, weil es mit anderen als kybernetischen Mitteln arbeitet, sondern nur deshalb, weil es noch viel kybernetischer ist als die beste Maschine, seitdem existiert so etwas wie ein *Neomaterialismus,* der mit Areligiosität nicht das Geringste zu tun hat. Sterben, das biologisch betrachtet ein bloßes „Verenden" ist, ist, existential verstanden, ein freies „Sein zum Ende". Zum „Heilsein" des Menschen in einem höheren Sinne gehört die Fähigkeit, eine Krankheit oder das Altern anzunehmen. Zu den wichtigen Stufen geistiger Entwicklung gehört der Erwerb der klaren Erkenntnis der Stellung des Menschen im Kreis der Natur. So verstanden erscheint jede Bitterkeit über die Vergänglichkeit des materiellen Seins Ausdruck einer nicht voll erreichten geistigen Reife. Des Menschen Leben erschöpft sich nicht in die bloße Zeit, sondern ist es ein geistiges, steht es schon jetzt in der Ewigkeit.

Lassen Sie mich schließen, indem ich zu dem somatischen Fatum jetzt mit den Worten des SENECA, und zwar in der Übersetzung EMIL STAIGERS, zurückkomme:

Fati ista culpa est,
nemo fit fato nocens!

Wo das Schicksal waltet, trifft den Menschen keine Schuld.

Literatur

Aschoff, L.: Zur normalen und pathologischen Anatomie des Greisenalters. Berlin und Wien: Urban und Schwarzenberg 1938

Barthel, E.: Der Mensch und die ewigen Hintergründe. München: E. Reinhardt 1939

Bayreuther, K.: Die genetische Regulation des zellulären, organischen und organismischen Alterns. Verh. Dtsch. Ges. Path. 59:110 (1975)

Bayreuther, K.: Der genetisch programmierte Tod. DFG-Mitteilungen, Biowissenschaften, 2/1978, S. 18

Blumenbach, J. F.: Handbuch der vergleichenden Anatomie. 2. Auflage. Göttingen: H. Dieterich 1815. cf. besonders auch A. Grisebach

Braus, H.: Experimentelle Beiträge zur Morphologie. Bd. I, S. 1. Die Morphologie als historische Wissenschaft. Leipzig: W. Engelmann 1913

Cannon, W. B.: The wisdom of the body. New York 1932 (zit. nach P. Christian)

Christian, P.: Ludolf Krehl und der Medizinische Personalismus. Heidelberger Jahrbücher 6:207 (1962)

Christian, P.: cf. W. Doerr (über P. Christian), dort Erläuterungen der hier angesprochenen Zusammenhänge

Clausius, R.: Über die bewegende Kraft der Wärme und die Gesetze, welche sich daraus für die Wärmelehre selbst ableiten lassen. Poggendorffs Analen der Physik und Chemie. Dritte Reihe, 19: 368–397 *und* 500–524 (1850) (Leipzig: Johann Ambrosius Barth)

Doerr, W.: Fünfzig Jahre Pathologisches Institut Charlottenburg-Westend. Ärztl. Wschr. 9: 661 (1954)

Doerr, W.: Laudatio auf Paul Christian. Ruperto Carola 61:51 (1978)

Doerr, W., Linder, F., Wagner, G.: Aktuelle Probleme aus dem Gebiet der Cancerologie. Symposion anläßlich des 75. Geburtstags von K. H. Bauer. Berlin-Heidelberg-New York: Springer 1966

Eccles, J.: The Human Mystery. Springer International 1979

Eucken, A.: Grundriß der physikalischen Chemie. 4. Auflage. Leipzig: Akadem. Verlagsges. 1934

Flamm, D.: Der Entropiesatz und das Leben: 100 Jahre Boltzmannsches Prinzip. Naturwissenschaftl. Rundschau 32:225 (1979)

Gentner, W.: Kollisionen im Laufe der Geschichte unseres Planetensystems. Reden und Gedenkworte. Orden Pour le Mérite. Heidelberg: Lambert Schneider, Bd. 12, S. 137 (1974/75)

Goethe, J. W.: Zur Naturwissenschaft überhaupt, besonders zur Morphologie. Bd. I. Stuttgart und Tübingen: Cotta 1817

Grisebach, A.: Blumenbach. In: Göttinger Professoren. Gotha: F. A. Perthes 1872, S. 141

Hamm, H.: Der Theoretiker Goethe. Kronberg/Ts.: Scriptor 1976

Hayflick, L.: Die celluläre Basis des biologischen Alterns. Verh. Dtsch. Ges. Path. 59:52 (1975)
Kant, I.: Die drei Kritiken. Stuttgart: Kröner 1952, S. 124
Katchalsky, A.: Vortrag auf dem XXV. Internat. Congr. Physiol. Sc. München, 25.–31. Juli 1971
Köberle, A.: Vergebung und neues Leben. Stuttgart: Quellverlag 1979
Landmann, M.: Philosophische Anthropologie. In: Staehelin, Jenny, Geroulanos: Der Mensch zwischen Geist und Materie? S. 169 (Zürich 1978)
Leakey, M. D.: Footprints in the Ashes of Time. National Geographic 155:446 (1979)
Leakey, R. E., Lewin, R.: Origins. London: MacDonald and Jane 1978 (reprinted)
Linzbach, A. J.: Altern und Krankheit; Ableitung einer neuen Alternstheorie auf der Grundlage der Polypathie. Verh. Dtsch. Ges. Path. 59:242 (1975)
Linzbach, A. J.: Das Herz der Hochbetagten. Schweiz. Rundschau Med. (Praxis) 66:1141 (1977)
May, E.: Das Vitalismusproblem und die Erklärung der Lebensphänomene. Philosophia naturalis 2:251 (1952)
Müller, E.: Gesundheit und Krankheit. Handb. Allg. Path. Bd. I, S. 51. Berlin-Heidelberg-New York: Springer 1969
Nemetschek, Th., Riedl, H., Jonak, R., Nemetschek-Gansler, H., Bordas, J., Koch, M. H. J., Schilling, V.: Die Viskoelastizität parallelsträngigen Bindegewebes und ihre Bedeutung für die Funktion. Virchows Archiv, A, 385 (1980) im Druck
Noltenius, H., Haake, A., Giersch, H., Buchholz, M., Rhaydt, H.-J.: Pathologisch-anatomische Diagnosen bei 70- bis 102jährigen Verstorbenen. Med. Klin. 71:2163 (1976)
Noltenius, H., Giersch, H., Haake, A., Rhaydt, H.-J., Buchholz, M.: Maligne Tumoren. Med. Klinik 72:391 (1977)
Portmann, A.: An den Grenzen des Wissens. Wien und Düsseldorf: Econ 1974
Ries, W.: Physiologie des Alterns. Handb. Allg. Path. Bd. VI Teil 4, S. 150. Berlin-Heidelberg-New York: Springer 1972
Römpp, H.: Chemie-Lexikon, 6. Aufl., Bd. I, S. 1818. Stuttgart: Franckh'sche Verlagshandlung 1966
Rössle, R.: Über das Altern. Naturwissenschaftl. Wschr. N. F. 16:241 (1917)
Rössle, R.: Innere Krankheitsbedingungen. In: L. Aschoff: Lehrb. d. patholog. Anatomie Bd. I, S. 1 ff. 8. Aufl. Jena: G. Fischer 1936
Rössle, R.: Warum sterben so wenig Menschen eines natürlichen Todes? Experientia IV/8:295 (1948)
Rössle, R.: Natürliches und krankhaftes Altern bei Mensch und Tier. 6. internat. Kongreß f. vergleichende Pathologie. Madrid 4.–11. Mai 1952
Scheler, M.: Die Stellung des Menschen im Kosmos. München: Nymphenburger Verlagsanstalt 1947
Schipperges, H.: Ausbruch aus der Gesellschaft in die Zukunft. Arzt und Christ 1973, Heft 3/4, S. 129
Schipperges, H.: Altern als Provokation. Das befristete Leben als Problem. Arzt und Christ 1974, Heft 3/4, S. 168
Schöffler, H. H.: Die Akademie von Gondischapur. Aristoteles auf dem Weg in den Orient. Stuttgart: Verlag Freies Geistesleben 1979
Schopenhauer, A.: Vom Unterschied der Lebensalter. Sämtl. Werke Bd. V, S. 515. Wiesbaden: E. Brockhaus 1946
Sherrington, C. S.: Man on his nature. Cambridge: University Press 1940
Staiger, E.: Gipfel der Zeit. Zürich und München: Artemis 1979
Tandler, J.: Konstitution und Rassenhygiene. Z. angew. Anat. u. Konst.lehre 1:11 (1913)
Uexküll, J. v.: Bedeutungslehre. Bios Bd. X, Leipzig: J. A. Barth 1940
Verzàr, F.: Veränderungen der thermoelastischen Kontraktion im Alter. Helvet. physiol. et pharmacol. acta 13, C 64 (1955)
Verzàr, F.: Das Altern des Kollagens. Helvet. physiol. et pharmacol. acta 14:207 (1956)
Vogt, C., Vogt, O.: Erster Versuch einer pathologisch-anatomischen Einteilung striärer Mortilitätsstörungen nebst Bemerkungen über seine allgemeine wissenschaftliche Bedeutung. J. Psych. u. Neurol. 24:1 (1919)
Vogt, C., Vogt, O.: Zur Kenntnis der pathologischen Veränderungen des Striatum und des Pallidum und zur Pathophysiologie der dabei auftretenden Krankheitserscheinungen. S'ber. Heidelb. Akad. Wiss., mathem. naturw. Kl., Abt. B, Heidelberg: C. Winter 1919
Weizsäcker, V. v.: Ludolf v. Krehl. Gedächtnisrede (18. Juni 1937). Leipzig: Gg. Thieme 1937
Weizsäcker, V. v.: Der kranke Mensch. Eine Einführung in die medizinische Anthropologie. Stuttgart: K. F. Koehler 1951

Altern als Folge der Polypathie am Beispiel des menschlichen Herzens *

A. J. Linzbach

Mit 12 Abbildungen**

1. Altern und Krankheit

ARISTOTELES hat bereits über die Beziehungen zwischen Altern und Krankheit nachgedacht. In der „Entstehung der Tiere" schreibt er: „Es ist ganz richtig, die Krankheit ein erworbenes (Greisen-)Alter, das Alter aber eine natürliche Krankheit zu nennen. Denn manche Krankheiten haben dieselben Wirkungen wie das Alter." [1] Nach SENECA ist das Greisenalter eine unheilbare Krankheit, und der berühmte Satz: senectus ipsa morbus (das Alter selbst ist eine Krankheit) steht bei TERENZ.

Im Gegensatz dazu werden in der modernen Gerontologie sog. basale natürliche Alternsvorgänge gegen krankhafte Veränderungen abgegrenzt. Danach ist das natürliche oder physiologische Altern ein endogener, irreversibler, progressiver und destruktiver Prozeß, der nur von der Zeitdauer der Existenz eines Individuums abhängig ist und schicksalsmäßig abläuft. Auch in der denkbar optimalsten aller Umwelten würde es solche basalen Alternsvorgänge geben und die Menschen dabei 800 Jahre alt werden. Infolge dieser natürlichen Alterung nimmt die Vulnerabilität des Organismus ständig zu, während seine Leistungen abnehmen. Hierdurch entsteht eine mit dem Alter größer werdende Disposition für Krankheiten, die dann zum Tode führen.

Strenggenommen sollte bei einem natürlichen schicksalsmäßig ablaufenden Alternsvorgang, der nach unseren heutigen Vorstellungen weitgehend genetisch programmiert sein müßte, das biologische Altern der Individuen einer Population dem kalendarischen entsprechen. Die Variabilität der Geschwindigkeit des Alterns ist aber sehr groß. Es gibt 100jährige, die mit bewundernswerter körperlicher und geistiger Tatkraft noch beruflich tätig und weniger gealtert sind als viele 60–70jährige. Schon dieses Beispiel zeigt, daß bei dem Alternsvorgang nicht nur natürliche schicksalsmäßige und genetisch bedingte Prozesse am Werk sind, sondern auch zufällige stochastische Vorgänge eine Rolle spielen. (Gesamtdarstellungen: RÖSSLE 1923; BÜRGER 1960; COMFORT 1964; HOLLE 1972; THEIMER 1973; PLATT 1976; FINCH u. HAYFLICK 1977; STREHLER 1977.)

2. Messung des Alterns

Das Alter eines Individuums ist nicht meßbar. Quantitative Aussagen über den Ablauf des Alterns sind nur in der Welt der Wahrscheinlichkeiten möglich. In-

* Herrn Professor H. FRANKE zum 70. Geburtstag gewidmet.
** Abb. 1 – 12 sind im Anhang, S. 79 – 86, zusammengefaßt.
[1] Übersetzung von Prof. PATZIG, Universität Göttingen

dikator ist nicht das Altern selbst, sondern die Wahrscheinlichkeit des Todes der Individuen einer Population mit zunehmendem Alter (Sterberate) oder die hieraus ableitbare Überlebensrate. Aus der Form der Kurven der Sterberaten oder der Überlebensraten lassen sich indirekt Rückschlüsse auf den Ablauf des Alterns ziehen. Hierbei muß man jedoch berücksichtigen, daß auch Veränderungen in der Umwelt, die das Leben einer Population entweder bedrohen oder begünstigen, den Verlauf einer solchen Kurve deformieren können, ohne daß sich primär am biologischen Status der Populationen etwas geändert hat. Das gleiche gilt auch für Veränderungen der genetischen Zusammensetzung einer Population bei konstanter Umwelt. Über längere Zeiträume gesehen, ergeben sich aus beiden Faktoren vielfältige Veränderungen der Vulnerabilität eines Organismus, die einer Resultante seiner Auseinandersetzung mit der Umwelt entsprechen.

1825 erkannte GOMPERTZ, daß die Sterberate mit fortschreitendem Lebensalter exponentiell zunimmt. Diesen Befund hat er in einer Gleichung formuliert, die nach ihm benannt wurde. Sie lautet:

$$R_m = R_0 \cdot e^{\alpha t}.$$

R_m bedeutet die dem Alter entsprechende Sterberate. R_0 ist eine Konstante und entspricht der Sterberate im 30. Lebensjahr nach Abschluß der Entwicklung. Die Zahl e ist die Basis der natürlichen Logarithmen, t das Lebensalter und α eine Konstante.

Bei linearer Einteilung von Abszisse und Ordinate auf Abbildung 1 (links) erkennt man den sehr steilen Anstieg der Sterberate nach dem 60. Lebensjahre. In geometrischer Progression verdoppelt sich die Sterberate in Zeitintervallen von etwa 7,5 Jahren und ist mit 80 Jahren 100 mal größer als mit 30.

In logarithmischer Schreibweise lautet die Gleichung:

$$\ln R_m = K + \alpha t$$

und entspricht in einem Diagramm mit logarithmischer Einteilung der Ordinate vom 30. Lebensjahre an einer Geraden (Abb. 1 rechts). Die vergleichende Analyse der Sterberaten bei verschiedenen Völkern oder Krankheiten wird hierdurch sehr erleichtert. Nach Abb. 2 gilt der exponentielle Zuwachs der Sterberate nicht nur für alle, sondern auch für verschiedene Todesursachen. Alle diese Sterberaten folgen vom 30. Lebensjahre an der GOMPERTZ-Gleichung mit verschiedenen Werten für die Konstanten R_0 und α. Die Abnahme der Todesraten bei malignen Tumoren und bei Diabetes in den höchsten Altersstufen beruht wahrscheinlich auf einem Selektionsvorgang. Lange Verlaufszeiten und genetische Faktoren können eine Rolle spielen. Bis zum 80. Lebensjahre entsprechen aber auch bei diesen Todesursachen die Sterberaten der GOMPERTZ-Gleichung.

Der Alternsfaktor der Gleichung $e^{\alpha t}$ besagt, daß das Altern mit einer exponentiellen Zunahme der Vulnerabilität und der Gebrechlichkeit einhergeht, die der Sterberate proportional ist.

Da die Sterberaten für unterschiedliche Todesursachen alle in geometrischer Progression ansteigen, ergeben sich logische Schwierigkeiten, die Zunahme der Vulnerabilität durch entsprechende gleichzeitig zunehmende Dispositionen für verschiedene Krankheiten als Folge eines natürlichen physiologischen Alternsprozesses zu erklären. Bei stärkeren Dispositionen im Alter sollte man nicht nur erwarten, daß die Häufigkeit der Krankheiten zunimmt, sondern auch die Schwere ihres Verlaufes. Es ist aber bekannt, daß im Alter geringgradige krankhafte Störungen tödlich sein können, die in jüngeren Jahren leicht überwunden werden. Dies wußte schon ARISTOTELES, der sagte: „... in hohem Alter wird eine geringe Störung schnell den Tod verursachen."

3. Die Sterberaten bei Herz- und Kreislaufkrankheiten

Aus der Tatsache, daß der Anstieg der Todesrate und damit der Vulnerabilität bei den verschiedenen Todesursachen dem Alternsfaktor $e^{\alpha t}$ (bei verschiedenen Werten für die Konstante α) entspricht, kann man sich bei der Analyse des Alternsvorganges zunächst auf eine Todesursache oder ein Organ beschränken und die Ergebnisse verallgemeinern.

Im Vergleich zu allen Todesursachen verläuft der Anstieg der Sterberaten für Herz- und Kreislaufkrankheiten wesentlich steiler (Abb. 3). Die Sterberate verdoppelt sich bei Herz- und Kreislaufkrankheiten bereits in 6 Jahren und ist im 80. Lebensjahre 400mal so groß wie mit 30. Im Gegensatz zu allen Todesursachen beginnt der gerade Verlauf nicht erst mit 30, sondern bereits mit 10 Jahren. Die Ursache für dieses Verhalten ist nicht bekannt. Die Verminderung des Anstieges der Sterberate für alle Todesursachen und für Herz- und Kreislaufkrankheiten bei Hochbetagten ist wohl z. T. auf Selektion durch normalen Blutdruck, z. T. auf die relative Zunahme der senilen dilatativen Form der Koronarsklerose zurückzuführen, die mit einer Abnahme der Herzinfarkte einhergeht (FRANKE u. a. 1976, LINZBACH 1972, NOLTENIUS u. a. 1976).

Mit einer durchschnittlichen Verminderung der Herzleistung von 1% pro Jahr nimmt in dieser Krankheitsgruppe die Häufigkeit der latenten und manifesten Herzinsuffizienz im Alter zu, so daß schließlich jeder 5. Mensch am Herzversagen stirbt.

Im Hinblick auf das Herz-Kreislaufsystem genügt es nicht, im Alter irgendwelche zeitabhängigen irreversiblen Veränderungen nachzuweisen, sondern diese Veränderungen müssen auch so schwerwiegend sein, daß sie den 400fachen Anstieg der Sterberate zwischen dem 30. und 8. Lebensjahre erklären können.

Es ist sehr unwahrscheinlich, daß man diesen Anstieg der Sterberate oder der Vulnerabilität des Herzens im Alter auch nur angenähert mit der senilen braunen Atrophie des Herzens, mit sog. natürlichen altersbedingten Stoffwechselstörungen oder DNS-abhängigen Fehlern der Eiweißsynthese der Herzmuskelzellen erklären kann.

4. Material

Für die vorliegenden Untersuchungen wurden teilweise gemeinsam mit meinem Doktoranden AKUAMOA BOATENG die Gewichte und die Sektionsdiagnosen von 3951 männlichen und 3161 weiblichen Herzen im Alter vom 1. bis zum 109. Lebensjahre ausgewertet. Dank der freundlichen Mithilfe von 61 Pathologen in der ganzen Welt enthält unsere Sammlung 1097 Fälle von über 81-, 518 von über 91- und 67 von über 100jährigen (LINZBACH u. AKUAMOA BOATENG 1973).

5. Das mittlere Herzgewicht

Nach dem steilen Anstieg der mittleren Herzgewichte während der physiologischen Wachstumsperiode ist vom 30. bis zum 80. Lebensjahre eine langsame lineare Zunahme der mittleren Herzgewichte nachweisbar, die bei Männern 1 g, bei Frauen 1,5 g pro Jahr beträgt. Diese Werte stimmen mit den Ergebnissen von MEYER, PETER und SOLTH (1964) überein. Erst bei Hochbetagten nimmt das mittlere Herzgewicht ab. Die Werte der Hochbetagten liegen aber noch über den Mittelwerten in der 3. Lebensdekade (Abb. 4). Das relative Herzgewicht (Herzgewicht in Prozenten des Körpergewichtes) nimmt von der 2. Lebensdekade an zu und steigt von 0,5 auf 0,8%. An der Verminderung des Körpergewichtes im Alter nimmt das Herz nicht teil.

6. Minimal- und Maximalgewichte des Herzens

Die Häufigkeit atrophischer Herzgewichte unter 200 g nimmt mit fortschreitendem Alter bei Frauen stärker ab als bei Männern und ist bei Hochbetagten über 90 Jahre gleich groß (Abb. 5).

Die Minimalgewichte des Herzens sind im Alter größer, die Maximalgewichte kleiner (Abb. 6). Hieraus ergibt sich eine Verminderung der Variation der Herzgewichte im Laufe des Lebens. Der PEARSONsche Variabilitätskoeffizient nimmt ab (Abb. 7).

7. Blutdruck und Herzgewicht

Wie Abb. 8 a u. b zeigt, beträgt (bei vergrößertem Maßstab der Ordinate im Vergleich zu Abb. 4) der lineare Zuwachs des mittleren Herzgewichtes vom 30. bis zum 80. Lebensjahre bei Männern 13,4% und bei Frauen 25,3%. Dieser Anstieg entspricht sehr gut dem Zuwachs des mittleren arteriellen Blutdruckes von 12,75% bei Männern und 24,5% bei Frauen. Die Verminderung der mittleren Herzgewichte in der 10. und 11. Lebensdekade stimmt ganz gut mit dem Abfall der mittleren Blutdruckwerte überein, die von FRANKE (1976) an 118 über 100jährigen gemessen wurden.

Hieraus folgt, daß die Herzen alter Leute zwischen 60 und 80 Jahren bei intakter Koronarversorgung einen Blutdruckanstieg mit kompensatorischem Wachstum der Herzmuskulatur ebenso gut beantworten wie zwischen 30 und 60 Jahren.

8. Die Herzhypertrophie im Alter

Die meisten Herzhypertrophien von über 400 g bei Hypertonie, Klappenfehlern, Myokarditis und Koronarkrankheit sind bei Männern in der 8., bei Frauen in der 9. Lebensdekade nachweisbar (Abb. 9). In unserer Sammlung finden sich bei 4 über 100jährigen Männern und bei einer Frau sogar Herzhypertrophien zwischen 500 und 570 g, wahrscheinlich als Folge rezenter Hypertonien. Selbst bei Hochbetagten können somit beachtliche Herzhypertrophien nicht nur entstehen, sondern auch unterhalten werden. Solche Herzen vollbringen langzeitig wesentlich höhere Dauerleistungen als normale Herzen junger Menschen. Dieser Tatbestand spricht gegen einen kontinuierlich fortschreitenden endogenen irreversiblen Alternsprozeß an den Herzmuskelzellen, z. B. im Sinne eines „genetic clock mechanism" oder der „error theory".

9. Folgerungen

1. Eine senile Altersatrophie des Herzens konnte nicht nachgewiesen werden.
2. Die Abnahme der Variation der Herzgewichte im Alter spricht für einen Selektionsvorgang. Ein zu kleines Herzgewicht ist indirekt „lebensgefährlich". Es kommt fast nur bei lebensbedrohenden Krankheiten vor, die mit Kachexie einhergehen. Zu großes Herzgewicht bedroht das Leben, wenn es ein Zeichen der Überlastung des Herzens ist, wie z. B. bei Hypertonie und Klappenfehlern oder als Folge der Kompensation einer chronischen Dilatation bei Koronarerkrankungen oder chronischer Myokarditis. Nur Menschen mit nicht zu starken Abweichungen vom normalen Herzgewicht haben in der Regel die Chance, sehr alt zu werden.
3. Bei vermehrter langdauernder funktioneller Belastung ist die strukturelle Adaption des Herzens im Sinne einer Hypertrophie selbst in den höchsten Altersstufen nicht beeinträchtigt, wenn die Koronarversorgung nicht eingeschränkt ist.
4. Die Veränderungen des Herzgewichtes im Ablauf des Lebens können die exponentielle Zunahme der Vulnerabilität des Herzens und die entsprechende Zunahme der Sterberaten an Herzkrankheiten nicht erklären.

10. Die krankhaften Veränderungen des Herzens im Alter und ihre Häufigkeiten

Bei den gleichen Fällen wurden nach Stichworten aus den Sektionsdiagnosen die Häufigkeiten von 24 verschiedenen makroskopisch erkennbaren krankhaften Veränderungen des Herzens registriert und für die statistische Bearbeitung in 7 Krankheitsgruppen eingeteilt. Als 8. Krankheitsgruppe wurden die Häufigkeiten von 500 Fällen bei Arteriolosklerose der kleinen intramuralen Koronararterienäste nach WEGELIN (1944) einbezogen.

Die stark altersabhängige senile kardiovaskuläre Amyloidose konnte nicht berücksichtigt werden, weil bisher systematische Untersuchungen über ihre Häufigkeit in den verschiedenen Altersklassen noch nicht vorliegen (POMERANCE 1965).

In Abb. 10 a u. b zeigt die Zunahme der registrierten krankhaften Veränderungen des Herzens bei Männern und Frauen. Die Häufigkeiten der 8 verschiedenen Krankheitsgruppen wurden addiert. Die Häufigkeiten entsprechen daher den Abständen zwischen 2 benachbarten Kurven. Die Summe aller Veränderungen nimmt von der 1. bis zur 11. Lebensdekade um das Fünffache zu.

11. Die Polypathie des Herzens als Alternsvorgang

Aus diesen Befunden ergibt sich eine statistisch hochsignifikante lineare Zunahme der Anzahl der gleichzeitig bestehenden krankhaften Veränderungen pro Herz in Abhängigkeit vom Lebensalter (Abb. 11). Bei gleichzeitig bestehenden Krankheiten spricht man von Polypathie (FRANKE 1972). Der lineare Anstieg dieser Polypathie des Herzens mit Korrelationskoeffizienten von 0,95 und 0,97 zeigt die beste Korrelation zwischen Alter und Merkmal, die bisher am Menschen nachgewiesen wurde. Bei der Polypathie des Herzens kann man somit von einem echten Alternsvorgang sprechen.

Hierbei muß berücksichtigt werden, daß nicht die einzelnen Krankheiten selbst, die auch in jüngeren Jahren vorkommen, als Alternsveränderungen interpretiert werden, sondern nur die Zunahme der gleichzeitig bestehenden Anzahl der krankhaften Veränderungen pro Herz. Das qualitative und quantitative Spektrum der krankhaften Veränderungen bei der Polypathie des Herzens ist bei verschiedenen Individuen unterschiedlich. Genetische und zufällige Faktoren bestimmen das individuelle Bild der Polypathie. Das Altern des Herzens ist hiernach nicht ein einheitlicher, sondern sehr komplizierter individueller Vorgang, der sich aus vielen endogenen und exogenen Faktoren zusammensetzt.

12. Die funktionelle Bedeutung der Polypathie des Herzens

Aus Abb. 10 a u. b ist ersichtlich, daß bei der Polypathie des Herzens vorwiegend diejenigen krankhaften Veränderungen im Vordergrund stehen, die für die Funktion des Herzens von großer Bedeutung sind, wie Koronarkrankheiten und Hypertrophien. Die Polypathie kann also die größere Vulnerabilität des Herzens, die Zunahme der latenten und schließlich manifesten Herzinsuffizienz im Alter erklären.

Unsere Befunde bestätigen die Ergebnisse von POMMERANCE (1965, 1968), die nachweisen konnte, daß im höheren Lebensalter mehrere gleichzeitig bestehende krankhafte Veränderungen am menschlichen Herzen in Fällen von Herzinsuffizienz 5mal häufiger sind als in Fällen ohne klinische Zeichen einer Herzinsuffizienz.

13. Ableitung einer Alternstheorie auf der Basis der Polypathie

Bisher hat man sich aufgrund klinischer und pathologisch-anatomischer Beobachtungen mit der Feststellung begnügt, daß man bei alten Leuten häufig gleichzeitig mehrere krankhafte Veränderungen nachweisen kann (GSELL u. MERIAN 1964; HOWELL 1963, 1968; FRANKE 1972; SCHUBERT u. STÖRMER 1973).

Eine Analyse dieses Phänomens im Hinblick auf das Verständnis des Alternsvorganges wurde bisher nicht durchgeführt, weil ausreichende quantitative und systematische Untersuchungen über die Polypathie noch nicht vorlagen und krankhafte Veränderungen in der heutigen Alternstheorie gegenüber den sog. natürlichen und physiologischen Alternsveränderungen nur eine sekundäre Rolle spielen.

Nachdem nun gezeigt werden konnte, daß die mittlere Anzahl der gleichzeitig bestehenden krankhaften Veränderungen am menschlichen Herzen ausschließlich eine Funktion der Zeit und somit eine echte Alternsveränderung ist, erhob sich die Frage, ob man aus der linearen Zunahme der Polypathie des Herzens den exponentiellen Zuwachs der Vulnerabilität oder der Sterberate im Sinne der GOMPERTZ-Gleichung ableiten kann.

(Mathematische Beratung und Hilfe verdanke ich den Herren Professor W. MAAK und Professor G. REICHEL von der Universität Göttingen.)

Für die folgende Ableitung gelten 3 Voraussetzungen.

1. Eine krankhafte Veränderung erhöht die Vulnerabilität des Organismus.
2. Die Vulnerabilität ist proportional der Sterberate im Ablauf des Lebens.
3. Die Zunahme der gleichzeitig bestehenden krankhaften Veränderungen im Ablauf des Lebens ist eine lineare Funktion der Zeit.

Die Zunahme der Vulnerabilität (dV) ist bei Hinzukommen weiterer Krankheiten (dk) proportional der Ausgangsvulnerabilität V. Dies kann mathematisch als

$$dV = aV\,dk \tag{1}$$

formuliert werden; a als Proportionalitätskonstante.

Durch Umformung des Ausdruckes erhält man die einfache Differentialgleichung

$$\frac{dV}{V} = a\,dk. \tag{2}$$

Die Auflösung der Gleichung ergibt:

$$\ln V = ak + b \tag{3}$$

($\ln$ = natürlicher Logarithmus, b = Konstante)

oder

$$V = b e^{ak}. \tag{4}$$

Wie unsere Untersuchungen an über 7000 Herzen gezeigt haben, nimmt die Anzahl der krankhaften Veränderungen pro Herz linear mit dem Alter zu (Abb. 11). Der Korrelationskoeffizient beträgt 0,97, das Bestimmtheitsmaß $B = r^2$ entsprechend 0,94 oder 94%).

Die allgemeine Formulierung dieser Beziehung (Abb. 11) lautet

$$k = ct + d \tag{5}$$

(k = Anzahl der krankhaften Veränderungen, c und d Konstanten, t = Zeit bzw. Alter).

Diese lineare Funktion (5) in Gleichung (4) eingesetzt, ergibt:

$$V = b e^{a(ct+d)} \tag{6}$$

oder

$$V = b e^{act} \cdot e^{ad}. \tag{7}$$

Faßt man die Konstanten a und c zu α zusammen und setzt $b e^{\alpha d} = \beta$, so erhält man die einfache Exponentialfunktion:

$$V = \beta e^{\alpha t}, \tag{8}$$

die der GOMPERTZ-Gleichung der Sterberate entspricht, wenn man anstelle der Vulnerabilität V die hier proportionale altersspezifische Sterberate R_m und statt der Konstanten β die Konstante R_0 einsetzt:

$$R_m = R_0 e^{\alpha t}. \tag{9}$$

Unter den Voraussetzungen, daß krankhafte Veränderungen die Vulnerabilität eines Organismus erhöhen und daß die Sterberate proportional der Vulnerabilität ist, läßt sich aus dem linearen und nur aus dem linearen Anstieg der Polypathie die exponentielle Zunahme der Todesraten im Sinne der GOMPERTZ-Gleichung mathematisch ableiten. Die ist ein sehr wichtiges Argument für die Richtigkeit der aus den dargestellten empirischen Ergebnissen entwikkelten Vorstellungen über das Altern des Herzens (LINZBACH 1975).

14. Anschauliche Ableitung der exponentiellen Zunahme der Vulnerabilität

Der mathematischen Ableitung entspricht die folgende anschauliche Vorstellung.

Jede Herzkrankheit erhöht eine bereits bestehende Ausgangsvulnerabilität oder vermindert eine gegebene Anpassungsbreite des Herzens. Die Herzkrankheit A soll die Anpassungsbreite des Herzens um den Faktor X einschränken. Die folgende 2. Krankheit B soll die Anpassungsbreite um den gleichen absoluten Betrag X vermindern. Die 2. Krankheit B etabliert sich aber an einem Herzen, dessen Anpassungsbreite durch die 1. Krankheit A bereits um den Betrag X vermindert ist. Die prozentuale oder relative Verminderung der Anpassungsbreite durch die Krankheit B ist also größer als durch die Krankheit A. Durch die 2. Krankheit B muß nun auch „rückwirkend" die relative Verminderung der Anpassungsbreite durch die Krankheit A zunehmen. Was für die Krankheiten A und B richtig ist, muß auch für weitere Krankheiten C und D usw. gelten im Sinne des circulus vitiosus, des Zinseszinz und der Vorstellungen von JONES (1956, 1959), wonach Krankheit mehr Krankheit nach sich zieht.

15. Verallgemeinerung der Ergebnisse

Die Polypathie ist nicht nur deshalb ein Alternsvorgang, weil ihre Zunahme im Sinne der Definition BÜRGERs eine Funktion der Zeit ist, die das Individuum verlebt hat, sondern darüber hinaus eine exponentielle Wirkung entfaltet, die dem Alternsfaktor $e^{\alpha t}$ der GOMPERTZ-Gleichung entspricht. Mögen die kritischen Einwände, die Sterbe- oder Überlebensrate als Maß des Alterns einer Population zu benutzen teilweise berechtigt sein, so muß man berücksichtigen, daß es bis heute keine andere Möglichkeit gibt, den Alternsvorgang zu messen. Abgesehen davon wird in der modernen Alternsbiologie nur die Sterbe- bzw. Überlebensrate benutzt, um das Altern zu messen oder den Erfolg von Experimenten auf den Alternsvorgang zu testen. Es ist sogar wahrscheinlich, daß es auch in Zukunft nicht möglich sein wird, den Ablauf des Alterns an einem Individuum zu messen z. B. in sog. Longitudinaluntersuchungen, weil der Alternsvorgang nicht nur von zahlreichen genetischen Informationen gesteuert wird, sondern auch von einer Unzahl stochastischer Faktoren abhängt, die für das Einzelindividuum wegen ihrer Zufälligkeit nicht voraussagbar sind.

Die Befunde am Herzen können verallgemeinert werden, weil die exponentielle Zunahme der Sterberate bei Herz- und Kreislaufkrankheiten derjenigen anderer Organe und der Summe aller Todesursachen entspricht (vergl. Abb. 3).

Pathologisch-anatomische und klinische Untersuchungen haben auch für den gesamten Organismus einen linearen Zuwachs der Polypathie mit zunehmendem Alter ergeben. Wenn man aus den Werten von HOWELL (1968), die er an 400 Obduktionen für 4 Altersklassen von 65–84 Jahren erhoben hat, ein Diagramm zeichnet, ergibt sich ein linearer Anstieg der Polypathie (Abb. 12 a). Das gleiche gilt auch für die klinischen Untersuchungen von FRANKE (1976) und von LINDNER (1973) (Abb. 12 b). Diese Befunde sind deshalb wichtig, weil sie einen linearen Zuwachs der Polypathie mit sehr hohen Korrelationskoeffizienten zeigen und nur dieser lineare Anstieg eine Ableitung der exponentiellen GOMPERTZ-Gleichung erlaubt.

16. Die Alternstheorie der Polypathie

Die vorgetragenen Befunde und ihre Bedeutung stehen im Widerspruch zu der heute meist vertretenen Ansicht, wonach natürliche oder physiologische Alternsvorgänge eine zunehmende Disposition zu tödlichen Krankheiten im Alter hervorrufen. Es ist aber keineswegs so, daß im Alter irgendeine tödliche Krankheit im Vergleich zu jüngeren Jahren um das 100–400fache zunimmt und bösartiger verläuft. Das Gegenteil ist der Fall. Im Alter neigen viele Krankheiten, die in der Jugend in kurzer Zeit zum Tode führen können, zu einem jahrelangen chronischen Verlauf.

Im Alter nehmen vielmehr die kleinen Übel oder Krankheiten zu, die sich im Laufe der Jahre anhäufen, wozu auch die Residuen überstandener Krankheiten und die „ruhenden Organveränderungen“ im Sinne von RÖSSLE (1923) gehören. Schwere tödliche Krankheiten, die allein den Tod verursachen können, gibt es im Alter auch. Das Ausmaß der Lebensbedrohung im Alter wird aber vorwiegend beherrscht von den gleichzeitig vorhandenen kleineren, mittleren und schweren Übeln, die sich dem Alternsfaktor $e^{\alpha t}$ entsprechend potenzieren.

Zu der Polypathie gehören nicht nur diejenigen endogenen und exogenen Krankheiten mit ihren Residuen, die in den Lehrbüchern der Medizin abgehandelt werden. Als endogene Krankheiten kann man auch alle Veränderungen ansehen, die in der experimentellen Gerontologie diskutiert werden, unter der Voraussetzung, daß sie am Menschen und an Säugetieren tatsächlich nachgewiesen werden können. Das trifft fast sicher zu für die Verfestigung des Kollagens (VERZAR 1957), wahrscheinlich für Veränderungen an den Informationsträgern der DNS und RNS, für das Nachlassen der Reparaturen an der DNS, für Störungen im Immunsystem und für die Entstehung und Wirkung der freien Radikale (Übersicht bei ROCKSTEIN 1974).

Ob so weitgehende Verallgemeinerungen zulässig sind, die das Altern mit einer Zunahme der Entropie gleichsetzen, ist noch nicht sicher zu entscheiden (HERSHEY 1974). Hierbei müßte auch berücksichtigt werden, daß die Existenz eines alten Organismus unwahrscheinlicher ist als die eines jungen.

Die vorliegende, aus Befunden am menschlichen Herzen entwickelte Alternstheorie der Polypathie steht im Widerspruch zu den geläufigen Vorstellungen der heutigen Gerontologie und vertauscht Ursache und Wirkung. Nicht das sog. natürliche oder physiologische Altern bereitet den Boden für die Krankheiten, sondern der Mechanismus der exponentiellen Verstärkung von gleichzeitig bestehenden krankhaften Veränderungen, die auch ohne Dispositionen im Ablauf des Lebens zunehmen, verursachen das Altern.

17. Zusammenfassung

Es wurden 7112 Obduktionsdiagnosen menschlicher Herzen bei Männern und Frauen im Alter von 1 bis 109 Jahren, davon 519 Fälle über 91 und 68 über 100 Jahre ausgewertet.

1. Vom 30. bis zum 80. Lebensjahre nimmt das mittlere Herzgewicht bei Männern jährlich um 1 g, bei Frauen um 1,5 g zu. Dieser Zuwachs des Herzgewichtes entspricht dem Anstieg des mittleren arteriellen Blutdruckes in diesem Lebensabschnitt, der bei Frauen stärker ausgeprägt ist als bei Männern. Erst bei über 90jährigen ist eine Verminderung des mittleren Herzgewichtes bei entsprechender Abnahme des mittleren Blutdruckes nachweisbar. Die mittleren Herzgewichte der über 90jährigen Hochbetagten sind aber größer als die der 30jährigen. Eine Altersatrophie des Herzens konnte selbst in den höchsten Altersklassen nicht nachgewiesen werden.
2. Die strukturelle Adaptation des Herzens im Sinne einer Hypertrophie ist selbst in den höchsten Altersstufen nicht beeinträchtigt, wenn die Koronarversorgung ausreichend ist. Sogar bei über 100jährigen wurden 5 Herzhypertrophien zwischen 500 und 570 g beobachtet. Da solche Herzen langzeitig wesentlich höhere Dauerleistungen vollbringen müssen als normale Herzen junger Menschen, sind endogene sog. „natürliche“ Alternsveränderungen an den Herzmuskelzellen unwahrscheinlich.
3. Mit fortschreitendem Alter nimmt die mittlere Anzahl der gleichzeitig vorhandenen krankhaften Veränderungen pro Herz zu. Das gilt vorwiegend für solche Veränderungen, welche die Herzfunktion beeinträchtigen, wie Koronarkrankheiten und Hypertrophien. Diese Häufung gleichzeitig bestehender krankhafter Veränderungen pro Herz, die man als Polypathie bezeichnet, kann die Zunahme der latenten und manifesten Herzinsuffizienz im Alter erklären.

4. Nicht die krankhaften Veränderungen selbst, sondern nur ihre Zunahme pro Fall ist ein echter Alternsvorgang und zeigt eine streng lineare Korrelation zum Lebensalter. Nur dieser lineare Anstieg der Polypathie erlaubt eine mathematische Ableitung der exponentiellen Zunahme der Vulnerabilität des Herzens und damit der Sterberate an Herzkrankheiten mit zunehmendem Lebensalter im Sinne der GOMPERTZ-Gleichung. Die Befunde am Herzen können verallgemeinert werden und führen zu einer neuen Alternstheorie auf der Grundlage der Polypathie, die nicht nur für das Herz, sondern für den gesamten Organismus gültig ist.

Literatur

Bredt, H.: Allgemeine und vergleichende Morphologie des Alterns. In: Handbuch d. allgemeinen Pathologie, Bd. 6, 4. Teil, S. 45–82. Berlin, Heidelberg, New York: Springer 1972

Bürger, M.: Alter und Krankheit als Problem der Biomorphose. 4. Aufl. Leipzig: 1960

Comfort, A.: Ageing: The biology of senescence. 2. Ed. London: Routledge and Kegan Paul 1964

Finch, C. E., Hayflick, L.: Handbook of the biology of aging. New York etc.: Van Nostrand Reinhold 1977

Franke, H.: Polypathie und Multimorbidität bei Langlebigen und Hundertjährigen. Ärztliche Praxis 24:1373–1376 (1972)

Franke, H., Gall, L., Chowanetz, W.: Über das sogenannte Altersherz bei 50- bis 100jährigen. Z. Kardiol. 65:945–963 (1976)

Gesundheitswesen der Bundesrepublik Deutschland (Das) Bd. 5, Ausgabe 1974. Stuttgart, Mainz: W. Kohlhammer

Gompertz, B.: On the nature of the function expressive of the law of human mortality and on a new mode of determining life contingencies. Phil. Trans. Roy. Soc. (London) Ser. A. 115: 513–535 (1825)

Gsell, O., Merian, P.: Klinische Characteristika der Krankheiten im hohen Alter. In: Krankheiten der über Siebzigjährigen. O. Gsell (Hrsg.), S. 35–47. Bern und Stuttgart: H. Huber 1964

Hershey, D.: Lifespan and factors affecting it. Aging theories in Gerontology. Springfield, Illinois: Charles C. Thomas 1974

Holle, G. (Hrsg.): Altern. Handbuch der allgemeinen Pathologie Bd. VI/4. Berlin, Heidelberg, New York: Springer 1972

Howell, F. H.: Multiple pathology in nonagenarians. Geriatrics 18:899–902 (1963)

Howell, F. H.: Multiple pathology in a septuagenarian. J. of the American Geriatrics society, Baltimore 16:760–762 (1968)

Jones, H. B.: A spezial consideration of the aging process, disease and life expectance. Advances in Biol. and Med. Phys. 4:271–337 (1956)

Jones, H. B.: The relation of human health to age, place, and time. In: Handbook of aging and the individual. J. E. Birren (Hrsg.), S. 336–363. Chicago, London: The University of Chicago Press 1959

Lindner, O.: Klinische Multimorbidität, Datenerfassung und Methodik. In: Schwerpunkte in der Geriatrie. 2. Multimorbidität. R. Schubert und A. Störmer (Hrsg.), S. 46–50. München-Gräfelfing: Banaschewski 1973

Linzbach, A. J.: Das Altern des menschlichen Herzens. Handbuch d. allg. Pathologie Bd. VI/4, S. 369–428. Berlin, Heidelberg, New York: Springer 1972

Linzbach, A. J., Akuamoa-Boateng, E.: Die Alternsveränderungen des menschlichen Herzens. I. Das Herzgewicht im Alter. Klin. Wschr. 51:156–163 (1973)

Linzbach, A. J., Akuamoa-Boateng, E.: Die Alternsveränderungen des menschlichen Herzens. II. Die Polypathie des Herzens im Alter. Klin. Wschr. 51:164–175 (1973)

Linzbach, A. J.: Altern und Krankheit. Ableitung einer neuen Alternstheorie auf der Grundlage der Polypathie. Verh. Dtsch. Ges. Path. 59:242–251 (1975)

Meyer, W. W., Peter, B., Solth, K.: Die Organgewichte in den höheren Alternsstufen (70–92 Jahre) in ihrer Beziehung zum Alter und Körpergewicht. Virchows Arch. 337:17–32 (1964)
Noltenius, H., Haake, A., Giersch, H., Buchholz, M., Raydt, H. J.: Pathologisch-anatomische Diagnosen bei 70- bis 102jährigen Verstorbenen. Med. Klin. 71:2163–2169 (1976)
National Center for Health Statistics, Series 11, No. 4, 1964
Platt, D.: Biologie des Alterns. Uni-Taschenbücher: Heidelberg: Quelle und Meyer 1976
Pomerance, A.: Pathology of the heart with and without cardiac failure in the aged. Brit. Heart J. 27:697–710 (1965)
Pomerance, A.: Senile cardiac amyloidosis. Brit. Heart J. 27:711–718 (1965)
Pomerance, A.: Cardiac pathology in the aged. Geriatrics 23:101–114 (1968)
Rockstein, M. (Edit.): Theoretical aspects of aging. New York, San Francisco, London: Academic Press 1974
Rössle, R.: Wachstum und Altern. Zur Physiologie und Pathologie der postfötalen Entwicklung. München: J. F. Bergmann 1923
Schubert, R., Störmer, A.: Schwerpunkte in der Geriatrie. 2. Multimorbidität. München-Gräfelfing: Banaschewski 1973
Strehler, B. L.: Time, cells and aging. 2 Ed. New York, San Francisco, London: Academic Press 1977
Theimer, W.: Altern und Alter. Stand der experimentellen Gerontologie. Stuttgart: Thieme 1973
Verzàr, F.: The ageing of connective tissue. Gerontologia (Basel) 1:363–378 (1957)
Wegelin, C.: Über Arteriolosklerose im Myokard. Schweiz. Med. Wschr. 74:57–60 (1944)

Heterochronie des menschlichen Herzens als Gestaltungsfaktor bestimmter Todeskrankheiten

Wilhelm Doerr und Walter Hofmann*

Mit 36 Abbildungen**

Symposien aus Anlaß der Ehrung eines befreundeten Fachgenossen geben Gelegenheit, Beobachtungen und Befunde, Deutungen und Gedanken vorzutragen, die eine innere Beziehung zum Lebenswerk des Jubilars besitzen und die einen schon lange begleiten. ROSENSTOCK-HUESSY hatte in seinem liebenswerten Buch „Das Geheimnis der Universität" geschrieben: Privatdozenten sind Menschen, die *das* öffentlich und laut aussprechen dürfen, was o. Professoren nur heimlich denken. Nun ist der Vortragende selbst in die reifere Jugend eingerückt und seit mehr als 30 Jahren kein Privat-Dozent mehr. Heute aber möchte er sich ein Herz nehmen und diejenigen Tatsachen in eine gedankliche Reihe bringen, die er zwar früher gelegentlich geäußert, die er aber bis jetzt nicht ordentlich zusammengestellt und ausgesprochen hatte. Wenn man will, ist unser Vortrag so etwas wie ein Atavismus oder – besser ausgedrückt – eine *Heterochronie.* Damit sind wir beim Thema.

Die Beziehungen, die den Vortragenden mit HANS LINZBACH verbinden, reichen in das Jahr 1944, als LINZBACH anfing, durch seine ihn bald berühmt machende quantifizierende Morphologie die Umwelt aufhorchen zu lassen. DOERR hatte 1937 bei ALEXANDER SCHMINCKE in Heidelberg, der ein Freund GEORG BENNO GRUBERs war, begonnen, bestimmte Entwicklungswege des gesunden, später des texturell veränderten Herzens zu verstehen. Dabei geriet er in die Faszination der Arbeiten von ALEXANDER SPITZER, seiner großartigen Gedankenwelt und weitreichenden Schlüsse. SPITZER war Anatom und Neurologe unter JULIUS TANDLER in Wien, ein Mensch ungarischer Herkunft und mosaischen Glaubens. Der direkte Kontakt mit SPITZER wurde 1938 schwierig, nach 1939 unmöglich. SPITZERs Lebensspur verliert sich 1942 in Theresienstadt.

DOERR verdankt ihm und der wohlwollenden Förderung SCHMINCKEs ein gewisses Empfinden für das, was er später *„phylogenetisches Grundprinzip"* der Organisation des Wirbeltierherzens nannte. Dieses „Prinzip" war in allen Jahren unsere, wenn der Ausdruck erlaubt ist, mentale Reserve. Als HANS LINZBACH das „kritische Herzgewicht" definierte, suchte DOERR „Nahtlinien" und „Kontaktebenen" im Inneren des menschlichen Herzens. Die Spuren des Entwicklungsganges des aus Metameren zusammengesetzten Organes *mußten* doch zu finden sein! Dabei traf DOERR auf Verschiebeschichten, Saftbahnen und Henlesche Septen. Als unser Jubilar und der Vortragende 1950 in Karlsruhe über den *„Myokardschaden"* zu sprechen hatten, versuchte DOERR unter anderem auch sogenannte Myokardschäden aus Gründen einer primären Tex-

* Vorgetragen von W. Doerr

** Abb. 1–36 sind im Anhang, S. 87–102, zusammengefaßt.

turstörung, man würde heute von idiopathischer Cardiomyopathie sprechen, zu postulieren.

Als DOERR 1953 nach Berlin kam, hatte sich unser Jubilar gemeinsam mit seiner lieben Frau in der liebenswürdigsten Weise um ihn bekümmert. Es ist also für vieles zu danken, sachliche Anregungen und menschliche Fürsorge. So darf DOERR durch seine jetzige Darstellung ein Präsent überreichen, das zwar ganz und gar seiner Art, Pathologie zu verstehen, entspricht, aber stark aus dem Rahmen des Konventionellen herausfällt. *Wir bitten also um Nachsicht.*

Es sei uns gestattet, vor dem geistigen Auge des Jubilars einige Besonderheiten in der Organisation des menschlichen Herzens auszubreiten, die wir alle natürlich und als solche kennen, deren Bedeutungszusammenhänge aber bisher kaum verstanden, geschweige denn gewürdigt worden sind. Wir meinen (1) bestimmte Züge der Differenzierung der Herzkammerwände, (2) Besonderheiten in der Organisation der Kranzarterien und (3) texturelle Schwächen hinsichtlich Ausbreitung und Blutversorgung der spezifischen Muskulatur. Wer sich mit derlei Fragen einläßt, muß einige Voraussetzungen mitbringen, sonst könnte er scheitern.

Wir suchen Zugang zur Lösung unserer Aufgaben

1. durch einige Bemerkungen zur Anthropologie,
2. durch Hinweise auf die Bedingungen der Evolution, insbesondere den Faktor Zeit,
3. durch Demonstration klassischer Befunde aus der Stammesgeschichte der Wirbeltiere,
4. schließlich durch den Versuch, alle Bedingungskomplexe in unseren pathologisch-anatomischen Alltag zu übertragen.

Die sogenannte *Neue Anthropologie* GADAMERS und VOGLERS (Abb. 1) findet Anschluß an die aus der Renaissance stammende *doctrina geminae naturae humanae.* Es handelt sich um die Lehre von der Zwillingsnatur des Menschen. Sie war lange vergessen, sie wurde wiederentdeckt in der englischsprechenden Welt durch CANNON, SHERRINGTON und Sir JOHN ECCLES, in der deutschen durch LUDOLF KREHL und seine Schule. Die genannte Doktrin besagt: Der Mensch ist ein geistbegabtes Wesen; es gilt création de soi par soi; dieses kann und muß Stellung nehmen zu sich selbst *und* zu seiner Umwelt. Oder, ich zitiere den zeitgenössischen schweizerischen Philosophen LANDMANN (Zürich 1978): Der Mensch ist ein Tier und noch etwas dazu! Wenn wir diese Formulierung *heute* und der Einfachheit halber einmal hinnehmen, dürfen wir ADOLF PORTMANN folgen, der schon 1961 ausführlich darlegte, daß sich das Evolutionsdenken als wissenschaftlich legitime Weise des Verstehens vielschichtiger Naturzusammenhänge durchsetzen wird.

Die Entstehung des Universum soll von 19,9 Billionen Jahren durch Big Bang begonnen haben. Die Evolution unseres Planeten von Anbeginn bis heute wird auf 5 Milliarden Jahre geschätzt. Leben scheint es auf unserer Erde seit 2.750 Millionen Jahren zu geben. Die frühesten Vorstufen des Menschen – Ramapithecus – traten vor 12 Millionen Jahren auf. Wenn man die Systematik der Wirbeltiere in der Darstellung von EDWIN COLBERT (übersetzt durch GERHARD HEBERER) prüft, erkennt man ohne Schwierigkeit, daß die 16 Ordnungen der plazentalen Säugetiere zwar am Ende einer langen Reihe stehen, die Primaten aber von den Insektivoren abgeleitet werden und diese zu den frühesten und primitivsten Eutherien gehören. Der Mensch trage in bestimmter Hinsicht elementare somatische Bauplanmerkmale, selbstverständlich in einer den rezenten Bedürfnissen angenäherten Form. HUGO SPATZ, der im Jahre 1966 verstorbene Altmeister der Hirnforschung, wurde nicht müde zu betonen, daß der Mensch seinen absoluten, nicht den allgemein-morphogenetischen Standort in der belebten Natur der Entwicklung seines Gehirnes verdanke. Sieht man die Entfaltung der cerebralen Leistungspotenz ein wenig distanziert, gleichsam im zeitlichen Abstand einiger Jahrmillionen, fällt einem die schöne Formulierung des älteren HEINRICH EWALD HERING (1870) ein: Und noch nicht lange trägt das Nervensystem den Schmuck eines großen und reich entwickelten Gehirnes!

Wie schnell mag dies alles gegangen sein? EDGAR DACQUÉ, der früher viel gelesene geistvolle Urgeschichtsforscher in München, hat vor 50 Jahren folgendes Gleichnis geprägt: Man stelle sich die Entwicklungszeit der Erde projiziert auf das Kalenderbild eines einzigen Jahres vor. Die Entstehung der Erde fällt auf die Stunde 0.00 zu Beginn des gedachten 1. Januar. Die Wirbeltiere, und zwar zuerst die Fische, treten frühestens Anfang Oktober, die Säugetiere in den letzten 10 Tagen des hypothetischen Jahres, die Eiszeitmenschen in den letzten 2½ Stunden, die heutigen Menschen in der letzten halben Stunde auf. In unserem gedachten Kalender würden etwa 90.000 Jahre Erdgeschichte einer fiktiven halben Stunde entsprechen. Für die bekannte historische Zeit blieben 1½ Minuten des zu Ende gehenden Jahres.

Die Entwicklung der plazentalischen Säuger, unter ihnen der Eutherien, – unter jenen der Kohorten Unguiculata, Glires, Mutica, Ferungulata, aus den Unguiculata aber der Primaten – *ist schnell verlaufen.* Die schnelle Entwicklung des genus homo ist biotechnisch durch Erbmutation und Selektion ermöglicht worden. Der Zeitplan der Erdentwicklung entspricht einem Umwandlungsprozeß. Dieser ist nicht umkehrbar. Das hängt mit dem zweiten Hauptsatz der Wärmelehre zusammen. Die Evolution unseres Planeten brachte zwei Hauptergebnisse:

1. eine materiell stoffliche Kongregation, welche die Fähigkeit hat, sich selbst zu steuern und zu erhalten, – ich meine die identische Reduplikation;
2. sie brachte außerdem für organismische Strukturen das Vermögen, bestimmte Insulte als „stoffliche Ereignisse" zu speichern.

Das erste Hauptergebnis garantiert die Erhaltung des Lebens schlechthin, das zweite verleiht dem Leben Inhalt: Immunität, Überempfindlichkeit, Allergie, aber auch Gedächtnis, immaterielle Organisationsprinzipien (Wahrheit, Gewissen, Moral, Gesetz, Kausalität) werden durch die Vorgänge des zellularen Mechanismus gespeichert, aber auch weitergegeben. Die Unterscheidung von Geist und Materie verschwindet heute als philosophisches Problem, ja sie ist überholt.

Wir sollten über Heterochronie sprechen. Wenn man RÖSSLEs Beitrag „Innere Krankheitsbedingungen" zu ASCHOFFs Lehrbuch, 8. Auflage, 1936, studiert, begegnet man dem Versuch der Charakterisierung des Krankhaften durch Einführung der Kriterien: Heterochronie, Heterotopie, Heterometrie. Es geschähe etwas zur falschen Zeit, am falschen Ort und in fehlerhaftem Ausmaß. *So* meine ich es heute nicht. Ich gehe weiter zurück: CÉCILE und OSKAR VOGT haben sich in den Sitzungsberichten der Heidelberger Akademie der Wissenschaften 1919 mit der pathologisch-anatomischen Einteilung striärer Motilitätsstörungen auseinandergesetzt und den Begriff der *Pathoklise* geschaffen. MAX BIELSCHOWSKY hat, wiederum am Beispiel sogenannter Striatumerkrankungen, von *Nekrohamartose* gesprochen. Gemeint waren Störanfälligkeit und unerwartet überschießende Gewebereaktion (nahezu geschwulstähnlichen Charakters) bestimmter, topisch zwar zusammengefügter, phylogenetisch aber disparater, nämlich unterschiedlich alter Gehirngewebeanteile. Sie kennen die unterschiedliche Pathoklise des Prisco- und des Neostriatum für Morbus Wilson und Huntingtonsche Chorea, Sie erinnern sich bitte, daß die Picksche Atrophie die phylogenetisch jungen telencephalischen Windungen, die Kleinhirnrindenatrophie des Körnerzellentypus die ebenfalls jungen Kleinhirnrindenabschnitte und die Kleinhirntonsillen befällt. Dies ist Ausdruck der Heterochronie im VOGTschen Sinne, sozusagen Spät- und Fernwirkung einer noch nicht ganz vollzogenen Harmonisierung der Organreifung. Vergleichbare Prämissen einer Organdisposition gibt es natürlich überall, ohne daß die Gegebenheiten einen Krankheitswert beanspruchen könnten. Mir will scheinen, daß Hirn, Herz und Plazenta eine Sonderstellung einnehmen. *Wir untersuchten die Heterochronie des menschlichen Herzens:*

Wenn man die *ganze Tierreihe* in ihren verschiedenen kardialen Manifestationen überdenkt, ist man einigermaßen erstaunt, daß der Motor, insofern dieser überhaupt als Organ gebunden angelegt ist, eine Gestalt besitzt welche dem Säugerherzen nicht unähnlich sieht. Wer hätte gedacht, daß das Herz einer *Schnecke* aus zwei Metameren besteht (Abb. 2), also wie eine Zweitaktpumpe gebaut ist? Untersucht man den Kreislauf einer Muschel (Abb. 3) – hier Lithotrya –, ist man erstaunt ob der Größe des Motors. Der Kreislauf ist nicht geschlossen, die Flüssigkeitsbewegung aber gerichtet. Die Blutwassersäcke sind von quergestreiften Muskelfaserbündeln umgriffen (Abb. 4), deren speditive Arbeit den gleichen Mechanismen des Ionentransportes unterworfen ist wie im Warmblüterherzen.

Stellt man die Herzen der *Wirbeltierreihe* nebeneinander (Abb. 5), erinnert man sich ohne weiteres der Organisationsprinzipien. Nach HERMANN BRAUS ist Morphologie „historische Ereignislehre" (1913), Gestaltenlehre ist aber nach GOETHE „Verwandlungslehre". Selbstverständlich mußte ich mich, dem Beispiel von NIERSTRASZ (1927) folgend, einer anachronistischen Vereinfachung bedienen. Sie würden sonst nicht ohne weiteres erkennen können, daß *homologe Strukturen* durchgreifend gegeben sind. Worum es geht, und was uns bewegt, ist die Umwandlung des Kiemenherzens (im Bilde links) zu einem Lungenherz mit voller Atmungskapazität (im Bilde rechts).

Sie haben erkannt, daß die schlauchförmige Gestalt des Herzens metameral gegliedert ist (Abb. 6; links); tatsächlich besteht eine progressive Metamerisierung (Abb. 6; rechts). Berücksichtigt man die Organisation der Kreislaufverhältnisse, erkennt man den Witz der Entwicklungstendenz, das tertium comparationis (Abb. 7). Es ist verständlich, daß Blut und Atmung, also Bluttransport und Standort der Sauerstoffaufnahme eine innere Beziehung haben müssen. Man kann dies mit KL. GOERTTLER (1963) so darstellen (Abb. 8). Kreislaufstrecke im Dienst der Sauerstoffaufnahme und Kreislaufstrecke im Dienst der Sauerstoffabgabe arbeiten hintereinander. *Genauer:* Mit der Entwicklung der

Tierreihe von Wasser- zu Landtieren wurde der Energiebedarf größer. Er konnte nur durch eine ausreichende äußere Atmung gedeckt werden. *Diese* ist die Ursache für die eigenartige Kreislauforganisation. Ich habe die Vorgänge durch ein anderes Schema symbolisiert (Abb. 9). Hierzu ist zweierlei zu sagen:

1. Blutumlauf und Blututilisation mußten schneller und stärker werden, um die Lokomotion auf dem Land zu ermöglichen. Der Motor mußte stärker, also größer werden. Damit kam es zu einer Stauchung der Herzanlage. Dieser Vorgang aber hatte eine *Spiralisierung* der Blutstromfäden zur Folge. Es ist einzusehen, daß die stärksten Rinnsale die führenden wurden.
2. Das *Devon* ist die entscheidende Periode für die Wirbeltierentwicklung. Hier fand die *Eroberung der Festlandmassen* durch Amphibien und Reptilien statt. Das Devon ist das Zeitalter der Kohlebildung. Es muß ein divergenter evolutiver Trend bestanden haben. Vögel erschienen gleichsam als veredelte Reptilien. Der Archaeopteryx, der älteste bekannte Vogel, ist eine intermediäre Form zwischen Reptilien und Vögeln. Die Vögel manifestierten eine atemberaubende radiative Formbildung. Es gibt heute schätzungsweise 100 Milliarden Vögel auf der Erde.

Es gab auch rückläufige Entwicklungen der landlebenden tetrapoden Reptilien in die Ozeane. Diese besaßen leistungsfähige Lungen. Jene wurden natürlich niemals aufgegeben. Es gibt *keine Übergänge zwischen Vögeln und Säugern,* wohl aber zwischen Reptilien und Säugern. Diese primitiven Säuger – die Theriodontier – lebten in der *Kreidezeit.*

Mit diesen Vorgängen hängt es zusammen, daß das Studium der vergleichenden Anatomie des Herzens ebenso schwierig wie fesselnd ist. Das Herz der Säugetiere und des Menschen ist durch folgende Besonderheiten ausgezeichnet (Abb. 10).

1. Es ist metameral, aber auch antimeral gegliedert;
2. es bedient den großen und kleinen Kreislauf in einem Arbeitsgang;
3. großer und kleiner Kreislauf sind parallel, aber auch hintereinander geschaltet; sie werden im Sinne eines absolut quantitativen Austausches miteinander bedient;
4. die veno-arterielle Kontraktion unterliegt Beschleunigungen und Verlangsamungen. Warmblütige Tiere zeigen einen definierten Herzrhythmus.

Worin besteht nun die Heterochronie des Herzens? Ich kann Ihnen einen kurzen Gang durch die *Entwicklungsgeschichte* nicht ersparen. Die Untersuchungen von 30 menschlichen Embryonen aus der bioptischen Station brachte folgendes:

Die sehr frühe Herzanlage, 20. Tag der Entwicklung, zeigt (Abb. 11) die *Venensinus* und das zentrale *Hauptendokardkissen* des Ohrkanales; zur Zeit des XV. Horizontes nach STREETER trifft man ventral auf den *Bulbus* (Abb. 12). Hier imponieren eigenartig breite *Mesenchymbalken.* Wenn man diese genauer ansieht (Abb. 13), ist man von der Reichlichkeit der Zellulation beeindruckt. Hier dürfte also zwischen dem 26. und 34. Tag der Entwicklung ein lebhaftes Wachstum ablaufen. Am Ende dieser Zeit präsentiert sich der Bulbus als leidlich geschlossenes Gebilde (Abb. 14). Die *Kammeranlagen* stehen so nebeneinander, daß man von linker und rechter Antimere, d. h. von linkem und rechtem Ventrikel glaubt sprechen zu können (Abb. 15). Allein der Schein trügt: Was wie „links“ und „rechts“ aussieht, entspricht der „Pro- und Metaampulle“ im Sinne von PERNKOPF und WIRTINGER. Das scheinbare *Nebeneinander* der Kammeranlage entspricht dem morphogenetischen *Hintereinander* der Metamere. Die als Ellipse eingetragene Bulboaurikularspornebene wird im Fortgang der Ereignisse leicht gedreht, nämlich in Parallele zur Bildebene, und im Ganzen vom Beschauer aus nach rechts, gebracht!

Man kann das entweder sichtbar machen durch ein Schema (Abb. 16). Man sieht von kranial auf die Kammerbasis eines Herzens am 28. Tag der Embryonalentwicklung. Oder man baut ein Modell (Abb. 17). Jedenfalls bekommt man einen Begriff von der unerhörten Materialbewegung. Ich hatte diese Schwenk- und schraubigen Schrumpfbewegungen in Übereinstimmung mit den älteren Autoren als Torsionsvorgänge bezeichnet (Abb. 18). Prompt hat sich Widerspruch eingestellt. BANKL in Wien und PEXIEDER in Lausanne haben gesagt, es drehe sich gar nichts. Die scheinbare Rotation sei Ausdruck besonderer, d. h. gerichteter Wachstumsvorgänge. Klar. Derart primitiv hatten wir dies auch gar nicht gemeint. Verehrte Hörer, Sie haben vielleicht in Ihrem Hause eine Wendeltreppe. Jeder Mensch spricht von „Wendel“, d. h. von der Steilheit ihrer Windungen. Kein vernünftiger Mensch wird sich vorstellen wollen und dürfen, daß die zunächst gerade gewesene Treppe nachträglich in situ angepaßt, d. h. zurechtgedreht worden wäre. Die Treppe wurde natürlich in der Werkstatt nach Maß gearbeitet und nach sorgfältiger Berechnung schon dort „gewendelt“. Sie ist also bereits mit Torsion eingebaut worden, dennoch ist sie gedreht. Betrachten Sie die hier abgebildeten Lianenhölzer (Abb. 19). Einige zeigen wundersame Figuren. Wir greifen zwei Hölzer heraus (Abb. 20). Beide sind sehr ähnlich. Obwohl das rechte Holz nicht durch äußere Gewalt torquiert wurde, sondern in Schraubenform gewachsen ist, dürfen wir natürlich doch von einer Torsion sprechen. Sie ist Ausdruck einer erblichen Determination, und die Drehung hat natürlich Ursachen, wenn auch auf „anderer Ebene“. So ist dies natürlich auch mit den Strukturen unseres Herzens, die in der uns bekannten Form viele Millionen Jahre alt sind.

Sie werden mit leichtem Unmut fragen, was soll das Ganze? Wir wollen Ihnen zeigen, daß der definitive rechte Ventrikel zum überwiegenden Teil aus der Proampulle, der linke Ventrikel aber zum größten Teil aus der von rechts-frontal nach links-sagittal verlagerten Metaampulle besteht (Abb. 21). Mit anderen Worten: Der rechte Ventrikel führt die originären Strukturen, der linke Ventrikel akzidentelle, d. h. durch Einbau der Metaampulle standortfremde Strukturen. Man kann *insoweit* sagen, daß die rechte Herzkammer die phylogenetisch ältere, die linke Kammer die jüngere ist. Die linke Kammer besitzt disparate morphologische Elemente, sie ist ein sogenannter Neuerwerb (Abb. 22).

Auf die definitiven Unterschiede im Bau der rechten und linken Herzkammer braucht gerade hier und in Göttingen nicht eingegangen zu werden. Unser Jubilar hat mit seinen Schülern immer ernut auf die Vorgänge und Folgen des seitendifferenten, insbesondere adaptativen Wachstumes *und* seiner Grenzen hingewiesen. *Mein* Wunsch ist es aber, in diese Debatte mit einzubringen, daß dort, wo phylogenetisch heterologe Strukturen zusammentreffen, im allgemeinen die jüngeren organismischen Strukturen die höhere Störanfälligkeit besitzen. Die rechte Kammer (Abb. 23) besitzt in dem zwischen den markierten

Grenzen gelegenen Bereich Paläomyokard, die linke fast ausschließlich Neo-Myokard. Die rechte Kammerwand besitzt, wie das HORT (1975) nannte, eine „relative Unempfindlichkeit" gegen Mangeldurchblutung, jedoch – worauf ich seit 1951 aufmerksam gemacht habe –, eine gesteigerte Susceptibilität für toxische Belastungen. Die linke Kammerwand verhält sich reziprok.

Eine besondere Geschichte haben die Kranzschlagadern. Die primitivste Form der myokardialen Blutversorgung ist eine sinusoidale, d. h. eine solche mit eigenartigen Fjorden, welche von der Kammerlichtung aus in die Muskulatur eintreten. Bereits bei *Fischen* gibt es zusätzliche Einrichtungen (Abb. 24). Man kann kraniale und kaudale Zubringer unterscheiden. Dabei liegen die Ursprünge oft weit entfernt, außerhalb des Herzens. *Amphibien* haben eine geringere coronarielle Versorgung. Urodele Amphibien (die Schwanzlurche) besitzen nur eine einzige Coronaria; sie stammt aus der Carotis. Anuren haben zwei Bulbusarterien. Der Bulbus des Froschherzens entspricht einer muskulär-geschlossenen, d. h. einigermaßen kompakten Kammer; sie bedarf der gesonderten Blutversorgung. Mit dem Verschwinden der Kiemen rücken die Coronararterien näher an den Motor heran. Bei den Reptilien sind die Verhältnisse komplizierter. Es existieren zwei Aorten mit primärem und sekundärem Foramen Panizzae und bis drei Coronararterien (Abb. 25). Daneben begegnet man mit großer Regelmäßigkeit den *Herzspitzenbändern.* Auch niedere Species lassen vergleichbare Einrichtungen erkennen: Cyclostomen und Lampreten (Neunaugen) besitzen Ligamenta cardialia in großer Anzahl, Muränen haben bis 20, Störe 2 bis 6. Bleiben wir noch einen Augenblick bei den *Schildkröten* (Abb. 26). Bei Chelonida longicollis findet sich ein breites Herzspitzenband. Vielfach haben große Herzen kleine Herzspitzenbänder (Abb. 27; links, Makroklemmys; Geierschildkröte), kleine Herzen eigenartig breite Bänder (Abb. 27; rechts, Chelonida viridis). Die Herzspitzenbänder werden im allgemeinen in der Führungsebene des Herzgekröses, der Mesocardia, besonders des Mesocardium ventrale, angelegt. Sie können als stehengebliebene Gekröseреste bezeichnet werden. Auch bei Vögeln und Säugern sind gefäßreiche Herzspitzenbänder nicht unbekannt, nur seltener.

Vogelherzen kontrahieren sich viel schneller als menschliche. Das Herz des Kolibri schlägt in der Minute 1000mal; Herzinfarkte sind sicher die Ausnahme. Die Coronararterienversorgung ist eine reichlichere. Bei den Hühnervögeln findet man bis 5 Coronararterien. Wir haben uns mit Ausgußpräparaten von *Gallus domesticus* beschäftigt (Abb. 28). Die Coronararterienstämme sind großkalibrig, die Vaskularisation erscheint ausgezeichnet. WOLFF HERRE in Kiel, DIETRICH STARCK in Frankfurt, EDWIN COLBERT von der Columbia-Universität haben immer wieder gezeigt, daß die Gattung homo historischen Anschluß an die Insektivoren findet. Sie kennen sicher das Buch von RICHARD LEAKEY und die etwas wunderliche Deduktion: Alle Primaten leiten sich durch basale Verwandtschaft von Tupaia, dem ostasiatischen Spitzhörnchen, ab. Die Coronararterien entstanden über ein intramyocardial etabliertes strauchartiges Muster (Abb. 29). Bei allen Plazentaliern überwog zunächst die Coronaria dextra. Dagegen stellt die Coronaria sinistra ein Flickwerk aus drei Compartimenten dar. Das menschliche Herz entspricht vergleichend-anatomisch gesehen dem *Rechtscoronartypus.* Diese Aussage hat nichts mit den Versorgungstypen im konventionellen Sinne zu tun (SCHOENMACKERS; HORT). Die menschliche Coronarversorgung entspricht einer konservativen historischen Organisationsform. Die Coronaria sinistra ist *mehr* störanfällig, sie besteht aus disparaten Streckenabschnitten, DALITH in Israel würde von disruptiver Sklerosierung an entwicklungsgeschichtlich neuralgischen Punkten gesprochen haben.

Wir hatten es mit den Ligamenta cardialia zu tun. Auch beim Menschen gibt es derlei. ROBISZEK (1967) hat den Fall eins 12jährigen Mädchens beschrieben, bei dem der Ramus interventricularis der Arteria coronaria sinistra über einen kaudalen Zubringer, gespeist durch die Arteria mammarica interna sinistra, herangebracht wurde (Abb. 30). Die Ähnlichkeit mit den Reptilienherzen ist frappant.

Sie kennen das Mesocardium dorsale des menschlichen Herzens (Abb. 31). Auch dieses verschwindet in aller Regel. Auch jenes hatte einen akzidentellen Zubringer herangebracht (Abb. 32). Er entsprach der Haasschen Arterie, d. h. dem Ramus septi posterior superior. Wir erinnern uns an das Coelothéliome tawarien von IVAN MAHAIM, d. h. ein kleines gekammertes Endo- oder Mesotheliom, das an der alten Stelle des Mündungsgebietes der dorsalen akzidentellen Arterie angegangen war. Es *kann* die Ursache eines synkopalen Herztodes sein.

Mit anderen Worten: Die Primatenherzen haben, warum, weiß man nicht, zwei arterielle Zubringer verloren, von denen der eine aus den Mammaricae internae, der andere aus dem vaskulären Vorderdarmplexus gespeist worden war. Es scheint mir ganz und gar kein Zufall, daß die Mehrzahl der Herzinfarkte ventroapikal und dorsobasal gelegen, also an die Territorien gebunden ist, in welche einst je eine akzidentelle Arterie eingemündet hatte.

Wie man sich die Zusammenhänge im einzelnen vorstellen darf, weiß ich nicht (Abb. 33). Daß eben dort die Anastomosenfelder echte Lücken böten, also Wasserscheidenregionen vorlägen, kann man nicht ohne weiteres sichtbar machen. Wohl aber können extravasaler Widerstand gegen die coronarielle Perfusion, die Topographie der vegetativ-nervlane Endigungen, das neurohormonale Zusammenspiel anders als an benachbarten Stellen, – darf ich kurz und bündig sagen –, noch immer nicht vollständig ausgereift sein.

Man kann den phylogenetisch jüngeren Ganglienzellarealen das Striatum oder der Körnerzellschicht der Kleinhirnrinde auch nicht ansehen, warum eben dort eine besondere Krankheitsbereitschaft besteht und *doch ist eine solche unzweifelhaft gegeben.* Vielleicht darf man für das Herz so sagen:

Die Funktionalität der terminalen Blutstrombahn im Myokard hat an *den* Stellen, die einst in besonderer Weise arterialisiert gewesen sein dürften, noch immer nicht *den* Zuverlässigkeitsgrad erreicht, der erforderlich ist, um im kritischen Störungsfalle lebensbedrohliche Parenchymausfälle unmöglich zu machen!

Als Dr. JAMES MACKENZIE of BURNLEY im Jahre 1905 das Herz eines an den Folgen recidivierender Überleitungsstörungen verstorbenen Patienten an den nachmaligen Sir ARTHUR KEITH, zusammen mit einem Sonderabdruck einer Publikation des „jungen" HERING (HEINRICH EWALD HERING, jun.) mit der Bitte um anatomische Durchforschung übersandte, mußte KEITH bekennen, erstens daß er noch nie etwas von den Hisschen Brückenfasern gehört habe, und zweitens daß er außerstande sei, trotz der Angaben von HERING das Bündel zu entdecken. Erst nach der Lektüre der in der am 26. September 1905 erschienenen Nummer der Münchn. Med. Wschr. publizierten Mitteilung von ASCHOFF

„Über die Untersuchungen des Herrn Dr. TAWARA die Brückenfasern betreffend“ wurde KEITH befähigt, das Hissche Bündel vom Coronarvenensinus aus zu finden. Es läge, so schrieb er 1906, zwischen den Cuspidalklappen, und es müsse gefragt werden, wie es käme, daß ein so primitiver Muskel an einer phylogenetisch derart jungen Stelle liege. Man müsse unbedingt die Entwicklungsgeschichte dieser Fasern prüfen.

Da haben sie es ja! KEITH entdeckte die Heterochronie des Herzens, d. h. die Zusammenfügung phylogenetisch alter, – er nennt es primitiver –, Muskelfasern mit dem Baumaterial einer „jungen Stelle“. Die spezifische Muskulatur des Aschoff-Tawara-Knotens ist stammesgeschichtlich uralt, denn es handelt sich um den „linken“ Sinusknoten. Der Raum aber an der Hinterwand des menschlichen Ohrkanals, d. h. das Feld zwischen dorsalem Tricuspidal- und dorsalem Mitralsegel, ist in der vorliegenden Weise, gleichsam als Fußpunkt der aus mehreren Blättern zusammengefügten Vorhofscheidewand, jung, d. h. spät, nämlich auf dem Reptilienstadium gewonnen worden.

Herzen mit einem definierten Schlag-Rhythmus führen an *bestimmten* Stellen eine innere longitudinale, unter dem Endokard ausgebreitete Muskulatur. Diese leitet sich aus den Benninghoffschen Konturfasern her. Diese markieren die lichte Weite des primitiven Endothelherzens, sind also uralt. Die Anordnung der überlebenden Konturfasern, aus denen die definitive spezifische Muskulatur hervorgeht, folgt dem Prinzip des kleinsten Zwanges. Crus commune, d. h. Hissches Bündel, und rechter Schenkel liegen in der Grenzfurche zwischen Pro- und Metaampulle.

Bereits am 38. Tag des Ovulationsalters, nämlich bei einem menschlichen Keimling von 15 mm SSL sieht man Sinusknoten rechts, Sinusknoten links (d. h. nachmaligen Aschoff-Tawara-Knoten), Hisbündel und rechten Schenkel. Die zuverlässigen Repräsentanten der spezifischen Muskulatur sind die beiden Sinusknoten und das Hisbündel. Die einzige Schwachstelle der Konstruktion ist die des Überganges des AV-Knotens in das Hissche Bündel. Der sogenannte Knoten ist kein in sich geschlossenes Gebilde. Es handelt sich um ein Geflecht locker verbundener Muskelfasern, welche parallel zur Atrioventricularebene ein dreieckiges Feld mit der Spitze nach vorn beschreiben. Dieses ist wie ein Zapfen in das Hisbündel eingelassen. Der seltene connatale Herzblock kann durch Dissoziation dieser Region entstehen (Abb. 34). Atrioventriculäre Nebenverbindungen kommen nur im Paläomyokard vor (Abb. 35), später erworbene Abschnitte des RLS zeigen eine erstaunliche Variabilität der Differenzierung (Abb. 36). Der linke Schenkel als solcher kann fehlen, er kann sehr unterschiedlich ausgebildet sein. *Eines aber ist sehr bemerkenswert:* Die spezifische Muskulatur wird so gut wie immer durch die Arteria coronaria dextra versorgt. Dies ist kein Wunder. Die Coronaria dextra ist die für das menschliche Herz historisch prävalierende. Sie ist gleichsam kristenfest, sie ist die ältere, und die für die Herzaktion lebenswichtigen Stellen hängen an ihr.

Wir fassen zusammen: Unter Heterochronie im gegebenen Zusammenhang sollte man verstehen, daß stammesgeschichtlich verschieden alte Strukturen während der rezenten Organdifferenzierung zusammengetreten sind. Es hatten bestimmte konstruktive Wege beschritten werden müssen, die nicht zu einem Optimum an Funktionalität geführt haben.

Die rechte Herzkammer ist zum überwiegenden Teil Paläomyokard. Seine strukturellen Besonderheiten entsprechen den historischen Bauplänen. Die Vulnerabilität gegen Sauerstoffmangelzustände ist dort weniger ausgeprägt.

Das menschliche Herz entspricht in vergleichend-anatomischer Sicht dem Rechtscoronartypus. *Unser* Rechts- und Links-Coronartypus hat nichts mit den Versorgungstypen im Sinne von SCHOENMACKERS und HORT zu tun. *Es handelt sich bei unserer Darstellung um morphogenetische Merkmale im Sinne einer historischen Ereignislehre.* Sie kann ohne begriffliche Ordnung der Erscheinungen nicht leben.

Daß Herzinfarkte ohne adäquaten Coronarbefund nicht irgendwo, sondern hinlänglich genau dort in Szene gehen, wo akzidentelle Zubringer, gleichsam eine 3. und 4. Arterie einst eingemündet hatten, – nämlich ventroapikal und dorsobasal –, kann unmöglich Zufall sein.

Schließlich sollte nicht vergessen werden, daß das Parenchym der spezifischen Muskulatur, genaugenommen der älteren Organisationsform impulsegebender Muskelzellen entspricht. Die Pacemakerzelle ist gleichsam das geschichtliche Beispiel einer automatisch und speditiv arbeitenden Muskelzelle, und zwar in der ganzen Tierreihe.

Das Gehirn, die Augen und die Hände haben die Primaten zu dem gemacht, was sie heute sind. Wenn man in dieser Stunde von einer sogenannten höheren Warte urteilen dürfte, wäre man geneigt, folgendes auszusprechen:

Die Anpassung des Herzens an das agile Leben „hochgezüchteter" Landsäugetiere durch Ausbau einer interessanten Schaltung der Blutkreisläufe wurde zu einem Zeitpunkt vollzogen, zu dem die Organisation der Coronararterien noch nicht genügend vervollkommnet war. Die außerordentliche Belastung des Herzens als Quelle der Erhaltung *unseres Lebens als Individuum* hätte sozusagen erst dann in Anspruch genommen werden dürfen, wenn der Nutritionsapparat in einer Weise ausgebaut gewesen wäre, daß ein höheres Vielfaches der einfachen Aktionen garantiert gewesen sei. Es ist, als ob der Durchbruch von der Stufe einer vegetativen Existenz, für deren Erhaltung der kardiovaskuläre Apparat genügt haben würde, zu einem motorischen und schließlich geistigen Leben einer Stufe bemerkenswerter Vervollkommnung erzwungen worden ist, lange bevor eine ausreichende Sicherung hatte getroffen werden können. Die Phylogenie des Menschen aus der Sicht des Pathologen ist in den genannten Bezügen nicht nur von besonderem Reiz, sie zwingt gleichsam zu Fragestellungen, die hinausgreifen in höhere und größere Zusammenhänge.

Literatur

Bankl, H.: Mißbildungen des arteriellen Herzendes. München-Berlin-Wien: Urban und Schwarzenberg 1971

Bankl, H.: Congenital malformations of the heart and great vessels. Baltimore and Munich: Urban und Schwarzenberg 1977

Bielschowsky, M.: Entwurf eines Systems der Heredodegenerationen des Zentralnervensystems einschließlich der zugehörigen Striatumerkrankungen. J. f. Psych. u. Neurol. 24:48 (1918)

Braus, H.: Experimentelle Beiträge zur Morphologie. Bd. I S. 1: Die Morphologie als historische Wissenschaft. Leipzig: W. Engelmann 1913

Chuaqui, B.: Doerr's tehory of morphogenesis of arterial tranposition in light of recent research. Brit. Heart J. 41:481 (1979)
Colbert, E. H.: Die Evolution der Wirbeltiere. Stuttgart: G. Fischer 1965
Dacqué, E.: Die Erdzeitalter. München 1930
Danforth, C. H.: The relation of coronary and hepatic arteries in the common ganoids. Amer. J. Anat. 19:391 (1916)
Doerr, W.: Morphogenese und Korrelation chirurgisch wichtiger angeborener Herzfehler. Erg. Chir. 36:1 (1950)
Doerr, W.: Das physikalische Herzmodell. Nova Acta Leopoldina N. F. 33:121 (1968)
Doerr, W.: Allgemeine Pathologie der Organe des Kreislaufes. In: Handbuch der Allgemeinen Pathologie Bd. III Teil 4, Berlin-Heidelberg-New York: Springer 1970
Fabian, H.: Vergleichend anatomische Studien am Chelonierherzen (nebst Hauptgefäßen) und Versuch ihrer physiologischen Deutung. Zool. Jb. Abt. f. Anat. u. Ontogenie der Tiere 37:37 (1914)
Gadamer, H. G., Vogler, P.: Neue Anthropologie, 6 Bände. Stuttgart: Tieme seit 1972
Goerttler, Kl.: Normale und pathologische Entwicklung des menschlichen Herzens. Stuttgart: Thieme 1958
Heine, H.: Zur Stammes- und Entwicklungsgeschichte der Papillarmuskel des Placentaliaherzens. Z. f. Zool. Systematik u. Evolutionsforschg. 9:144 (1971)
Heine, H.: Stammes- und Entwicklungsgeschichte des Herzens lungenatmender Wirbeltiere. Abh. aus d. Senckenberg. Naturforschenden Ges. Frankfurt/Main: Kramer 1976
Hort, W.: Morphologische Gesichtspunkte bei Störungen der regionalen Myokardperfusion. Verh. Dtsch. Ges. Kreislff. 41:1 (1975)
Hort, W.: Morphologie des frischen Herzmuskelinfarktes beim Menschen. Verh. Dtsch. Ges. Herz- u. Kreislff. 45:7 (1979)
Knieriem, H.-J.: Reizleitungssystem beim frischen Infarkt. Verh. Dtsch. Ges. Herz- u. Kreislff. 45:16 (1979)
Landmann, M.: Philosophische Anthropologie. In: Staehelin, Jenny, Geroulanos: Der Mensch zwischen Geist und Materie? Engadiner Collegium, Zürich 1978
Meesmann, W.: Pathophysiologie der koronaren Herzerkrankung im Hinblick auf die konservative und chirurgische Therapie. Therapiewoche 28:1643 (1978)
Nierstrasz, H. F.: Das Blutgefäßsystem. In: J. E. W. Ihle, P. N. van Kampen, H. F. Nierstrasz und J. Versluys: Vergleichende Anatomie der Wirbeltiere. Berlin: Springer 1927
Patten, B. M.: The Development of the Heart. In: S. E. Gould: Pathology of the Heart. 2. Aufl. S. 24. Springfield (Illinois/USA): Ch. C. Thomas 1960
Pernkopf, E., Wirtinger, W.: Die Transposition der Herzostien – ein Versuch der Erklärung dieser Erscheinung. Z. Anat. 100:563 (1933)
Pexieder, T.: Teratogenic Mechanisms in Congenital Cardiac Anomalies. Acta Morphol. Neerlando-Scandinavica 13:311 (1975)
Pexieder, T.: Effects de l'Hemodynamique sur la morphologie de l'endocarde embryonaire. Bull. Ass. anat. 60:163 (1976)
Pexieder, T.: Rasterleektronenmikroskopische Beobachtungen der Oberfläche der Herzbulbuswülste der Hühnchenembryonen. Verh. Anat. Ges. 70:747 (1976)
Pexieder, T.: SEM Observations of the Embryonic Endocardium under normal and Experimental Hemodynamic Conditions. Bibl. anat. 15:531 (1977) – Karger (Basel)
Portmann, A.: Die Evolution des Menschen im Werk von Teilhard de Chardin. In: E. Benz: Der Übermensch. Zürich und Stuttgart: Rhein-Verlag 1961
Robb, J. S.: Comparative basic cardiology. New York and London: Grune and Stratton 1965
Robicsek, F., Sanger, P. W., Daugherty, H. K., Gallucci, V.: Origin of the anterior interventricular (descending) coronary artery and vein from the left mammary vessels. A previously unknown anomaly of the coronary system. J. Thoracic and Cardiovascul. Surgery 53:602 (1967)
Rössle, R.: Innere Krankheitsbedingungen. In: L. Aschoff: Lehrbuch der pathologischen Anatomie Bd. I, 8. Auflage. Jena: G. Fischer 1936 S. 1
Rosenstock-Huessy, E.: Das Geheimnis der Universität. Stuttgart: Kohlhammer 1958
Schoenmackers, J.: Die Blutversorgung des Herzmuskels und ihre Störungen. In: E. Kaufmann und M. Staemmler: Lehrbuch der speziellen pathologischen Anatomie S. 59, Erg. Bd. I, 1. Hälfte. Berlin: W. de Gruyter 1969

Spalteholz, W.: Zur vergleichenden Anatomie der Aa. coronariae cordis. Anat. Anz. Erg. Heft 32:169 (1908)

Spalteholz, W.: Die Arterien der Herzwand. Leipzig: S. Hirzel 1924

Spatz, H.: Vergangenheit und Zukunft des Menschenhirns. Jb. Akad. Wiss. Lit. Mainz 1964, S. 228

Spitzer, A.: Über den Bauplan des normalen und mißbildeten Herzens. Virchows Archiv 243:81 (1923)

Vogt, C. u. O.: Zur Kenntnis der pathologischen Veränderungen des Striatum und des Pallidum und zur Pathophysiologie der dabei auftretenden Krankheitserscheinungen. S. ber. Heidelberger Akad. Wissenschaften, Mathematisch-naturwiss. Classe, Abtl. B, Jahrgang 1919. Heidelberg: C. Winter 1919

Zur wissenschaftstheoretischen Position der Medizin und der medizinischen Forschung

Franz Seitelberger

Eine wissenschaftstheoretische Betrachtung der Medizin stellt vor besondere Schwierigkeiten, da die Medizin in sich als Wissenschaft komplex und in vielfältige äußere Beziehungen verflochten ist. Ich will versuchen, die wichtigsten inneren und äußeren Determinanten der Medizin darzulegen, was nicht ohne Vereinfachung und nur mit Verzicht auf Vollständigkeit möglich sein wird.

Als Wissenschaft, genauer als legitimes Mitglied der Naturwissenschaften, ist die (westliche) Medizin kaum 200 Jahre alt. Als einzige von den modernen Wissenschaften hat die Medizin noch nicht allgemeine Geltung in der ganzen Welt erlangt. Während es überall auf der Erde nur *eine* Physik und *eine* Chemie gibt, gibt es zumindest zwei Medizinen, die westliche und die chinesische, die bis heute ihre Grundlagen und Methoden nicht vereinigen konnten und sich wie verschiedene ideologische Systeme gegenüber stehen. Diese bemerkenswerte Tatsache hat natürlich geschichtliche Wurzeln, aber noch viel stärkere in der Medizin selbst gelegene Gründe.

Was ist also die Medizin? Versuchen wir eine vorläufige *Definition:*
Die Medizin ist der Inbegriff des Wissens aller Mittel und Maßnahmen zur Heilung und Verhütung von Erkrankungen und die Ausübung dieses Wissens zur Behandlung kranker Menschen.

Medizin war und ist demnach ein Wissen und ein Tun: Theorie und Praxis. Bis hoch in die Neuzeit beruhte die medizinische Theorie zur Hauptsache auf naturwüchsigem Erfahrungswissen und war ein aus traditionellen, rationalen und spekulativen Elementen komponierter Überbau. Die Praxis der Medizin konnte daher als Empirie-belehrtes Handwerk oder als Kunst gelten. Mit dem Einbruch der Naturwissenschaften erfolgte aber auch in der Medizin die Rationalisierung des Wissens. Das europäische Phänomen der als Technik der Wissensproduktion verstandenen Wissenschaft kam durch die wissenschaftshistorisch einmalige Verschmelzung eines formallogischen Systems mit der experimentellen Methode zustande. Der Prozeß der Technisierung des medizinischen Wissens, bzw. der Verwissenschaftlichung der Medizin, ist aber nicht abgeschlossen. Das zeigt die Existenz der zwei Weltmedizinen, aber auch die Situation innerhalb der westlichen Medizin, wo gewisse Bereiche noch keine objektive naturwissenschaftliche Grundlage gefunden haben, wie z. B. die Psychiatrie, und wo in manchen Disziplinen noch der klinische Blick und das handwerkliche Können über rationale Methoden und Techniken dominieren, und wo rein empirisch-geleitete Therapien, wie etwa die Placebo-Verfahren der Heilpraktiker, ihren Platz behaupten können.

Dabei spielen wesentlich die Umstände mit hinein, die den zweiten Teil meiner Definition der Medizin betreffen: „... die Ausübung dieses Wissens zur

Behandlung kranker Menschen." Im Mittelpunkt der Medizin steht der kranke Mensch, der Einzelne in der Einmaligkeit seines Leidens, dem der Nächste in Gestalt des Arztes persönliche Hilfe und Heilung angedeihen läßt. Darin liegt die tiefe Dichotomie der Medizin: Als Wissen und neuerdings als Wissenschaft muß sie abstrahieren und generalisieren, ihre Erkenntnisse betreffen die Lebensvorgänge und Krankheiten als Begriffe. Als Handeln und Behandeln sieht sie sich aber dem jeweils Einmaligen einer Person und ihrer Lebens- und Leidensgeschichte gegenüber. Medizin ist sowohl gegen die Krankheit als für den Kranken da. Das Problem ist, ob das, was *gegen* die Krankheit generell richtig ist, auch *für* den einzelnen Kranken in seiner besonderen Lage gut ist. Dieses Dilemma ist wohl so alt wie die Medizin selbst. Es hat sich aber im naturwissenschaftlichen Zeitalter der Medizin ungemein verstärkt und zuletzt eine kritische Dimension angenommen, indem die Personalbeziehung Arzt–Kranker und die Faktualbeziehung Medizin–Krankheit auseinandertraten und sich mitunter als Gegenwerte mit Ausschließlichkeitsanspruch gegenübertreten.

Jedenfalls bleibt auch im wissenschaftlichen Zeitalter für die Medizin die Grundorientierung auf den kranken Menschen hin als gültig bestehen. Man muß es sich versagen, in diesem Rahmen auf die Konsequenzen einzugehen, die sich daraus für das Verhalten des Arztes ergeben, der dem Kranken persönlich verpflichtet aber auch den rationalen Forderungen der Medizin unterworfen und zugleich als Angehöriger eines Berufsstandes gegenüber der Gesellschaft und ihren Normen verantwortlich ist.

Wir kehren zum ersten Teil unserer Definition der Medizin zurück:

„... Inbegriff des Wissens aller Mittel und Maßnahmen zur Heilung ... von Erkrankungen ...". Dieses Heilungswissen geht auf uralte Erfahrungen des Menschen zurück, die nach der Übernahme der wissenschaftlichen Methode durch rationales Wissen ersetzt oder davon durchdrungen wurden, ein Prozeß, der in der westlichen Medizin weit fortgeschritten, aber nicht abgeschlossen ist, während er in der chinesischen Medizin erst in Gang gekommen ist. In vielen Forschungsinstituten der chinesischen Akademie der Medizin und der chinesischen Akademie der Wissenschaften werden Thesen und Praktiken der traditionellen chinesischen Medizin auf ihre rationale Grundlagen mit experimentellen naturwissenschaftlichen Methoden untersucht, z. B. die Akupunktur mit neurophysiologischen und neurochemischen Methoden. Es scheint daher, daß der Zeitpunkt der Verschmelzung der zwei Medizinen recht nahe ist und wir auf der Erde bald nur mehr eine, nämlich die naturwissenschaftlich begründete Medizin haben werden, die durch objektiviertes Erfahrungswissen traditioneller Teilbereiche angereichert sein wird.

Dieses Heilungswissen, das die Medizin ist, richtet sich, das sei nochmals betont, auf den Menschen in seiner ganzen vielschichtigen Existenz. Diese hohe Komplexität des Menschen als Gegenstand der medizinischen Wissenschaft ist der Grund für die wissenschaftstheoretische Unreife der Medizin, die in manchen Bereichen neben rationaler Erklärung noch irrationale Interpretationen, um nicht zu sagen Ideologien, zuläßt. Wissenschaft ist ja *eine* besondere Form von Interpretation der Wirklichkeit; da die ganze Wirklichkeit des kranken Menschen wissenschaftlich noch nicht faßbar ist, muß das Bestehen nichtwissenschaftlicher Medizinen und irrationaler medizinischer Teilbereiche außer Streit gestellt werden. Insoweit Medizin aber Wissenschaft ist, bedarf sie einer Vielzahl von wissenschaftlichen Disziplinen und Methoden, um die Wirklichkeit des kranken Menschen zu erfassen. Medizin ist so verstanden die Summe und das System der den kranken Menschen betreffenden Wissenschaften, also eigentlich *Anthropopathologie* im weitesten Sinn. Sie umfaßt deshalb nicht nur die biologischen Naturwissenschaften, sondern auch gewisse große Bereiche der Psychologie, Philosophie, der Sozialwissenschaften und wohl auch der Theologie. Der kranke Mensch stellt sich in ihnen dar als Lebewesen, als erlebendes Subjekt, als Glied von Gemeinschaften, als Teilhaber geistiger Traditionen und als Sinnträger einer kosmischen Ordnung.

Allen medizinischen Einzelwissenschaften ist wieder die Zentrierung auf den kranken Menschen nicht nur verbindlich aufgetragen, sondern auch immanent gegeben. Wissenschaft ist aber nicht nur ruhende Erkenntnis, sondern auch kreative Erkenntniserweiterung, d. h. *Forschung.* In der medizinischen Forschung ist der Mensch selbst Gegenstand der Wissenschaft und ihrer Methoden der Betrachtung, der Befragung und des Experiments. All das wird getan, seit es eine Medizin gibt, und insofern war Medizin auch immer schon Forschung. Durch die Anwendung der Methode des Experiments und mit der Reichweite medizinischer Kenntnisse und Möglichkeiten hat sich aber auch das Risiko der medizinischen Forschung selbst ungemein erhöht, so daß heute das Problem des medizinischen Experiments am Menschen, wie es vor allem die Erprobung neuer Behandlungen erforderlich macht, ein brennendes Diskussionsthema darstellt. Seine ausführliche Erörterung ist in diesem Rahmen nicht möglich. Nur so viel: Eine generelle Abwendung vom Experiment würde einem Verzicht auf Erkenntniszuwachs und Heilungsfortschritt gleichkommen und scheint mir daher nicht annehmbar. Wohl aber müssen für die Experimente am Menschen bestimmte Voraussetzungen und strenge Regeln angelegt werden, die den Menschen als Person, seine Freiheit und Würde respektieren.

Für die medizinische Forschung ist eigentümlich, daß alle Studien am Kranken zugleich Einsichten in die Natur des Gesunden bringen. Wenn man die Geschichte der Biologie überblickt, kommt man sogar zur Überzeugung, daß ihre stärksten Antriebe und die wichtigsten Erkenntnissprünge bei medizinischen Beobachtungen und Forschungen ansetzten. Gegenstand der medizinisch-biologischen Forschung sind also alle Bereiche der Anthropopathologie und Orthologie. Von da aus ist auch klar, daß medizinische Forschung nicht nur in Anwendung von Ergebnissen anderer Fachdisziplinen auf den Menschen besteht, sondern selbst an den Wesenszügen der menschlichen Biologie im weitesten Sinn arbeitet, also echte *Grundlagenforschung* ist. Etwas dem Kranken Analoges gibt es in den sog. exakten Naturwissenschaften nicht; er ist aber legitimes Grundobjekt der medizinisch-biologischen Forschung, die sich sowohl auf die Krankheit wie auf die individuelle Erkrankung richtet. In der Medizin verbindet sich die naturwissenschaftlich-analytische Methode mit dem synthetischen Verstehen der kasuistischen Integrität des Individuums. Dieses Vorgehen auf zwei Ebenen ist das medizin-logisch richtige und daher sowohl hinsichtlich allgemeiner wie auch anwendungsrelevanter Ergebnisse ertragreich und gilt nicht nur für Morphologie und Pathologie, sondern ebenso z. B. für die medizinische Biochemie.

Aus dem Gesagten ergibt sich, daß die Ergebnisse der medizinischen Grundlagenforschung in hohem Maß anwendbar sind, da sie mehr als andere Forschungsergebnisse für die Anwendung d. h. für die medizinische Praxis unmittelbar bestimmt sind. Dazu gibt es noch eine besonders breite dezidiert *angewandte medizinische Forschung* in Diagnostik und Therapie sowie auf dem Heilmittelsektor, die sich in den letzten Jahrzehnten zur medizinischen Biotechnik entwickelt hat.

Nach dieser Umreißung der äußeren Position der Medizin und der medizinischen Forschung kann ich mich nun ihrer nicht weniger komplexen Innenstruktur zuwenden.

Als Gegenstand der medizinischen Forschung bezeichnete ich den kranken Menschen bzw. den Menschen in der Vielfalt seiner Erscheinung. Wir müssen uns die *Schichten der menschlichen Existenz vergegenwärtigen,* ehe wir versuchen, eine Ordnung der Unternehmungen zu ihrer Erforschung vorzunehmen. Der Mensch ist in seinem Bestand und Verhalten zunächst Teil der materiellen Welt und ihren in Physik und Chemie formulierten Gesetzen unterworfen. Ferner ist er als Glied der lebendigen Natur und Produkt ihrer Entwicklung Gegenstand der Biowissenschaften, in denen die eigengesetzlichen Systemzusammenhänge des belebten Materiellen das Forschungsproblem sind. Weiters findet der Mensch in seinem Bewußtsein einen Bereich von erlebter Wirklichkeit vor, in dem er sich gegenüber seinen Artgenossen und der Welt in besonderer Weise als Einzelner und als selbsttätig Gestaltender erfährt: Der Bereich des Personal-Seelischen. Schließlich sieht er sich umgeben von Erzeugnissen seiner Tätigkeiten und Einbildungen und in Beziehungen verflochten, die aus den Auseinandersetzungen mit diesen Erzeugnissen und den natürlichen Gegebenheiten im Lauf der Menschheitsgeschichte erwuchsen, also als Teilhaber der überpersonalen materiellen und geistigen Wirklichkeitssphäre der Kultur. Diese *vier Schichten der Wirklichkeit* sind de facto im menschlichen Wesen untrennbar miteinander verbunden und in actu gemeinsam realisiert. Wenn man sie zum Zweck der wissenschaftlichen Analyse getrennt betrachtet, muß man sich des Artefaktcharakters jeder einzelnen Schicht, also des Stoffes, des Leibes, der Seele und des Geistes bewußt sein und darf ihre im Individuum gelebte Einheit nie aus den Augen verlieren.

Der Leistungsträger dieser spezifisch menschlichen Mehrschichtigkeit ist das besondere *Organ Gehirn,* das in allen Funktionsebenen menschlichen Lebens eine maßgebende Rolle spielt. Für den psychischen und geistigen Bereich ist es konstitutiv und ausschließlich verantwortlich. Es erscheint daher angebracht, sich kurz zu vergegenwärtigen, wie seine Rolle in diesen Bereichen zu sehen ist, und welche Aspekte sich daraus der medizinischen Forschung eröffnen. Zunächst finden wir die genannten Bereiche in den Bau- und Funktionsebenen des Gehirns repräsentiert: Das *Organische* im zellulären und geweblichen Gehirnbau, der gegenüber anderen Körperorganen keine grundsätzlichen Unterschiede, aber bedeutende Differenzierungen und Spezialisierungen aufweist. Das *Psychische* erscheint in indirekter Weise an die spezifische systemhafte Struktur des Gehirns gebunden, in der eine ungeheure Zahl von Einzelelementen durch eine dichte intrikate Verschaltung zu einer Funktionseinheit integriert wird. Dieses System dient der ausführlichen Verarbeitung aller Informationen aus dem Lebensbereich und der sinnlich wahrnehmbaren Welt mit dem Ergebnis der Wirklichkeitserkennung im Medium der bewußten Wahrnehmung. Die Organstruktur des Gehirnsystems determiniert dabei nicht die Inhalte dieser Verarbeitung, sondern lediglich ihren möglichen Formalismus, unsere Wahrnehmungs- und Erkenntniskategorien. Jedoch ist zu betonen, daß in der Struktur des Gehirns selbst ungemein viel Information über unsere Lebenswelt, d. h. auch Bedeutung, eingeschlossen ist. Als technisches hard ware betrachtet allerdings ist die Organstruktur des Gehirns irrelevant für die Qualität der in ihm ablaufenden Prozesse und unmaßgeblich für ihre Semantik. Das Psychische muß man als semantischen Inhalt höchster Ordnung betrachten; somit ist der gesamte Informationsverarbeitungsprozeß als das soft ware, d. h. als ein Superprogramm des organischen Geräts Gehirn interpretierbar.

Das Gehirn verfügt aber zugleich auch über die spontan-aktive Fähigkeit der Vorstellung, d. h. modellhafter Programme als Einbildung von Wirklichkeiten ohne Aktual- und Realbezug. Es verfügt ferner über Speicher für Erlebnis- und Ereignisspuren des Individuallebens und ist vermittels der Integration dieser Leistungspotenzen mit dem Sprachvermögen Träger der Funktion des Denkens, mit dem sich der Mensch auch gegenüber der wahrgenommenen Welt selbstbewußt erkennt, sich selbst Objekt wird, was die Übertragung von sachlichen Erfahrungen in persönliches Handeln an Sachen ermöglicht. Die menschliche Subjektivität, das Psychische, sowie die vom Menschen erkannte und mit Hilfe des Denkens bzw. dessen Handlungsfolgen technisch gestaltete Welt hat somit ihren organischen Ort im Gehirn. Die heutige Hirnforschung ist erfolgreich mit der Aufklärung dieser Systemfunktionen beschäftigt, ihrer morphologischen Grundlagen in der Funktionsstruktur insb. der Großhirnrinde, ihrer elektrischen und neurochemischen Begleitphänomene bei der Erregungsübertragung, beim Gedächtnisvorgang, den Wahrnehmungsleistungen usw. Sie ist dabei, den Bedingungen von Bewußtsein, Schlaf, verschiedenen Affektlagen usw. auf die Spur zu kommen. Die Bedeutung der Hirnforschung für den Bereich des Psychischen wie auch den der *geistigen Gehirnprodukte* der höheren psychischen Tätigkeiten, vor allem der menschlichen Sprache, leitet sich daraus eindeutig ab. Der wissenschaftlichen Forschung stehen auf dieser höchsten Komplexitätsstufe der menschlichen Natur allerdings die größten Schwierigkeiten entgegen: Da im Gehirn Leib, Seele und Geist untrennbar verbunden aktualisiert werden, ist ein primär interdisziplinäres Vorgehen, aber mit spezialisiertesten Methoden erforderlich. Die Komplexität des Supersystems Gehirn erfordert zudem Kalküle, deren Formalisierung der Mathematik und Kybernetik vielfach noch unerreichbar ist. Die Hirnforschung steht somit erst an einem Anfang. Man muß ihr aber eine nahe rasche Entwicklung vorhersagen, die dem Wissen des Menschen von sich selbst neue Dimensionen verleihen wird. Innerhalb der Medizin hat natürlich die Psychiatrie am meisten davon zu erwarten, womit ihr aber zugleich neue größere Verantwortung auferlegt werden wird.

Jeder der Schichten der menschlichen Existenz ist ein entsprechendes Ensemble von Wissenschaften zugeordnet, die ich nun nach Gegenstand und Methodenrichtung charakterisieren möchte. Der *materiellen Schicht* Physik und Chemie, die manche offenbar deswegen als die Grundlagenwissenschaften allein betrachten möchten, weil sie die unterste und einfachste Schicht von Objekten bilden. Diese Wissenschaften sind daher auch theoretisch am weitesten entwickelt und in kohärenten Systemen formalisiert.

In der nächsten Schicht der *lebendigen Organismen* ist die wissenschaftstheoretische Situation wegen der ungemein erhöhten Komplexität ungünstiger: Die umspannende Theorie ist noch ausständig. Viele Probleme sind offen: Da sind die Frage der Entstehung des Lebens, die ein geschichtliches Faktum ist, und die Frage des Mechanismus der Evolution in ihren Teilprozessen, z.B. der progressiven Zerebration, noch weitgehend ungeklärt. Was die Lebensvorgänge selbst betrifft, hat die Molekularbiologie bedeutende Fortschritte erzielt und grundlegende Erkenntnisse gewonnen. Man kennt heute schon sehr genau z. B. die Vorgänge der zellulären Eiweißsynthese. Dadurch und mit der Aufklärung der Genstruktur und Wirkung wurde auch ein neues medizinisches Grundlagenwissen von noch unabschätzbaren Anwendungsfolgen produziert: u. a. steht die sog. Genmanipulation erst am Anfang ihrer Möglichkeiten. Man muß sich aber bewußt sein, daß sich das exakte Wissen der Biologie auf die Elementarvorgänge beschränkt und daß es den eigentlich relevanten Bereich der biologischen Gestalten noch nicht betrifft; die Morphologie ist weitgehend eine molekularbiologische terra incognita. Schon die Geschehnisse auf Organellen- und Zellebene, die an die einfachen morphologischen Strukturen der Membranen und der Oberflächen gebunden sind, liegen noch im Dunkeln und, wie sich Zellverbände und Systeme organisieren, differenzieren und ontogenetisch zu Organen und Körperteilen wie etwa Extremitäten entwickeln, darüber wissen wir, wenn nach den Bedingungen gefragt ist, so gut wie noch nichts.

Eine allgemeine Biologie in exakter Form gibt es also erst in Ansätzen und selbstverständlich ist der heutige Stand nicht hinreichend, um über spezielle menschliche Merkmale und Verhältnisse erschöpfend Auskunft zu geben. Das gilt für die Evolution des Menschen wie auch etwa für seine endokrinologische Regulation und insb. für seine Verhaltensweisen. Man kann also sagen, daß die Grundlagenforschung in der Medizin-Biologie zumindest in weiten Bereichen noch nicht zur Erklärung des spezifisch Menschlichen gelangt ist und sich noch in dem den meisten Lebewesen gemeinsamen Bereich bewegt. Die humanbiologische Grundlagenforschung wird sich erst in der Zukunft wissenschaftstheoretisch und methodisch als „dritte Biologie“ strukturieren können.

Die biologische Strukturforschung hat sich jedoch auch neue Bereiche erobert, so daß das Bild, das die moderne Morphologie in Zusammenarbeit mit Physiologie und Biochemie von den Lebensvorgängen zeichnen kann, zu großer Exaktheit und Vollständigkeit gediehen ist und immer mehr Erklärungen zuläßt. Damit werden auch Störungsfolgen besser verständlich und vielfach manipulierbar, was medizinische Erkenntnis und biotechnische Anwendung bedeutet.

Die *morphologischen Methoden* haben in diesem Forschungsbereich einen besonderen Stellenwert, weil jeder Lebensvorgang ein morphologisches Äquivalent hat und sei es allein eine molekuläre Veränderung, wie man sie etwa für den Lernvorgang postuliert. Krankheitsprozesse verschiedenster Ursache rufen direkte und indirekte gewebliche Veränderungen hervor, von denen das Symptomenbild wie der Verlauf und Ausgang von Krankheiten wesentlich bestimmt wird. Die Gestalt ist aber auch Träger höherer organismischer Funktionen, die im Verhalten und als Ausdruck erscheinen. Morphologie ist daher eine integrative biologische Disziplin und als solche eine Säule der Medizin; die pathologische Morphologie darf man nach ihrer Rolle im organisierten klinischen Prozeß auch als stärkste Stütze für das „Gewissen der Medizin" bezeichnen.

Es ist weiters zu betonen, daß die Komplexitätsstufe des Organischen eine andere Ursachenstruktur als das Anorganische aufweist. Lineare Kausalreihen gelten nur für extrem fraktionierte und isolierte biologische Teilvorgänge. Generell bestehen im lebendigen Bedingungsgefüge Kreisprozesse mit vielfachen Rückkoppelungen, vor denen die Frage nach *einer* Ursache eine falsche Frage ist. Zur quantitativen Analyse solcher komplexer Kausalprozesse muß u. a. die Methode der Kybernetik herangezogen werden.

Eine völlig andere Problemlandschaft tritt uns im *psychischen Bereich* entgegen, dessen Grundphänomen die Subjektivität, die ausschließliche Zugänglichkeit durch innere Erfahrung und das Erlebnis der persönlichen Selbstverfügung ist. Die Objektivierung psychischer Geschehnisse kann nur bis zur Korrelation mit anderen Phänomenreihen erfolgen: durch äußere Beobachtung in der Verhaltenspsychologie oder durch Analyse begleitender Gehirnvorgänge in der Neurophysiologie. Auch die vom Menschen entwickelte sprachliche Kommunikation gibt keinen unmittelbaren Zutritt zum Personal-Seelischen. Die Verbindung seelischen Geschehens mit den Vorgängen im physischen Bereich des Leibes und vor allem des Gehirns ist durchaus mittelbar. Vom Standpunkt der Hirnforschung kann man keineswegs eine direkte psychophysische Parallelität annehmen. Ebenfalls hat die intrapsychische Kausalität, wie sie etwa im Erlebnis der Willensfreiheit und im Schuld- oder Verantwortungsgefühl zum Ausdruck kommt, mit der im Organischen waltenden naturgesetzlichen Kausalität nichts zu tun. Mit anderen Worten: Die psychische Kausalanalyse eines seelischen Ereignisses ist irrelevant in Bezug auf die Kausalität des tragenden physiologischen Gehirngeschehens. Psychische Motivation und Interpretation haben nichts mit Ursachen im naturwissenschaftlichen Sinn zu tun.

Die Begegnung der Medizin mit dem psychisch gestörten und kranken Menschen wird somit unter besonderen Umständen erfolgen und andere Methoden der Erkennung und Behandlung erfordern als die Begegnung mit dem organisch Kranken. In das Psychische spielt auch entscheidend mit hinein, was oben als die objektive Welt der Gehirnleistungsprodukte bezeichnet wurde, die ja im personalen Bewußtseinsraum ihren Entstehungsort haben. Das Verhältnis des Individuums zu den Mitmenschen, zur Gesellschaft, zu Recht, Kunst und Wissenschaft ist wesentliche Basis psychischen Befindens und Verhaltens und somit unabdingbares Szenarium psychischer Störungen, d. h. medizinisch relevant. Objektivierung und Kausalität von Erkrankungen auf dieser kulturellen Ebene und die Frage der ihr angemessenen Methoden sind vielfach noch problematisch und wissenschaftstheoretisch ungelöst. Das gilt noch für die Situation der Neurosenlehre und der Psychotherapie. An dieser Stelle wird aber deutlich, daß sich die Medizin mit ihren Erscheinungen *in* der Gesellschaft und nicht *gegenüber* der Gesellschaft vollzieht und daß die Tätigkeit jeden Arztes, auch die des Arztes ohne Patient, soziales Handeln ist. Das Problemfeld des kommunikativen Aspekts der Arzt-Patient-Beziehung und der sozialen Aspekte der Medizin überhaupt, das erst sehr spät als wissenschaftliche Aufgabe begriffen und in Angriff genommen wurde, ist die Domäne der Medizinsoziologie. Wenn es nicht möglich ist, in diesem Rahmen die Verwissenschaftlichung des Umgangs mit den Kranken ebenso wie die des Umgangs mit der Krankheit zu behandeln, so bedeutet das nicht, daß auf die heute gern gestellte provokative Alternative „Medizin ist Naturwissenschaft“ gegen „Medizin ist Sozialwissenschaft“ nicht eine positive verbindende Antwort gegeben werden kann, sondern nur, daß dieses Zwillingsproblem die wissenschaftliche Behandlung auf zwei Ebenen erfordert. Notwendig erscheint die Feststellung, daß die soziale Problematik der Medizin nicht im „Jargon der Eigentlichkeit“, sondern als wissenschaftliche Aufgabe behandelt werden muß.

Dieses skizzierte und verkürzte Panorama der medizinischen Grundlagenforschung sollte den verschiedenen schichtbedingten Rationalitäts- und Objektivierungsgrad der medizinischen Wissenschaften aufzeigen und den verschiedenen Ausblick, der sich der Forschung in den einzelnen Feldern auftut. Nachdem wir uns hiermit einen Überblick über die Gegenstände der medizinischen Forschung und einen gewissen Begriff von den wissenschaftlichen Methoden in den verschiedenen Bereichen verschafft haben, müssen wir noch einen Blick auf den Grundbegriff der medizinischen Wissenschaften werfen, der auch die Legitimation für ihre Sondergestalt und Eigenständigkeit enthält, nämlich den der *Krankheit.* Der Ausgangspunkt des medizinischen Denkens liegt im Kranken als einer von Krankheit betroffenen Person. Im Krankheitbegriff versammeln sich Wissen, Erfahrung und Handlungsweise der Medizin zu ihrem Paradigma. Nach unserer bisherigen Einschau muß es sich für die Gesamtmedizin allerdings um ein *Paradigmenspektrum* handeln. Obwohl der Krankheitsbegriff immer den ganzen Menschen im Auge haben muß, versteht es sich, daß z. B. der spezielle Krankheitsbegriff der Psychiatrie gegenüber dem etwa der Chirurgie verschiedene und andersartige Kriterien und Akzente enthalten wird. Die Krankheitsbegriffe werden natürlich auch abhängig vom Wissensstand einer medizinischen Epoche sein. Sie werden schließlich nichtwissenschaftliche Elemente enthalten, in dem Maß, als die Medizin oder eine medizinische Disziplin rational organisiert ist. Unabhängig vom jeweiligen Stand der wissenschaftlichen Entwicklung wird aber der Krankheitsbegriff auch insofern immer nichtrationale Elemente enthalten müssen, als in ihm freie Normensetzungen des Individuums sowie der menschlichen Sozial- und Zeitgemeinschaften miteingehen. D. h. der Krankheitsbegriff wird jeweils auch vor der Folie der normativen Gesundheitsvorstellungen zu definieren sein. Schließlich ist Krankheit immer auch *menschliche Betroffenheit.* Für den Kranken kann sich dieses Problem der Person auch durch eine lückenlose Darlegung der kausalen Zusammenhänge nicht lösen. Diese letzte Determinierbarkeit ist wissenschaftlich nicht gegeben. Sie bleibt der philosophischen und religiösen Sinn- und Wertdeutung vorbehalten. Nichtsdestoweniger ist es Aufgabe der Medizin, das Bemühen um eine objektive Gesundheits- und Krankheitsdefinition auf jeder Stufe der Wissenschaftsentwicklung zu erneuern und den Spielraum des Beliebigen in der Definition einzugrenzen. Es wäre nicht angebracht, in diesem Zusammenhang in eine ausführlichere Diskussion des Krankheitsbegriffs zu treten. Es sei nur so viel gesagt, daß der *medizinische Krankheitsbegriff* vieldeutig ist und sehr verschieden verwendet wird. Er soll vor allem zur Abgrenzung von „krank“ und „nicht krank“ dienen und schließt daher so viele Teilaspekte ein, als „Krankheit“ jeweils umfaßt. Heute sieht man Krankheit nicht nur als menschliche Situation und ärztliche Aufgabe, sondern auch als juristischen Tatbestand und sozialen Prozeß. Die Krankheitsdefinition von ROTHSCHUH stellt den Ordnungsverlust in der Krankheit dem bionomen Ordnungscharakter der Gesundheit des Menschen gegenüber: Die subjektive oder klinische Hilfsbedürftigkeit durch „... Verlust des abgestimmten Zusammenwirkens der leiblichen, seelischen oder leibseelischen Funktionsglieder des Organismus ...". Eine *funktionale Definition* wäre vielleicht eine, die in der Krankheit ein Geschehen sieht, das mit Verringerung der aktiven Anpassungsfähigkeit des Menschen an die Gesamtheit seiner Lebensbedingungen und zumeist mit dem subjektiven Bewußtsein der Erkrankung und mit einer Beeinträchtigung der Selbstverfügbarkeit verbunden ist.

In Parenthese möchte ich darauf hinweisen, daß man den Krankheitsbegriff von Krankheitsvorstellungen und Krankheitskonzepten unterscheiden sollte. *Krankheitsvorstellungen* betreffen die Anlässe und den Schauplatz von Krankheiten. Ein *Krankheitskonzept* liegt dann vor, wenn eine Theorie über Krankheitsentstehung, Ausbildung und Verläufe als System von Axiomen und Folgerungen entwickelt wird, das für die Diagnose, Therapie und Prognose Regeln abgeben kann.

In unserer Darstellung wenden wir uns nunmehr der *Organisation und Praxis der medizinischen Forschung* zu. Wir führten aus, daß der Kernbereich der medizinischen Grundlagenforschung die *Krankheitsforschung* ist, die mit humanbiologischer Forschung untrennbar verbunden ist. Weiters wurde erwähnt, daß die *experimentelle Krankheitsforschung* im Zug der wissenschaftlichen Entwicklung besondere Bedeutung und großen Umfang erlangte. Grundsätzlich kann man an ihr zwei Vorgangsweisen unterscheiden: Einmal bestimmte morphologische Läsionen oder funktionelle Störungen zu setzen, um daran die Reaktionen bzw. Folgevorgänge definierter Organismusanteile zu studieren, und zum anderen komplexere krankhafte Vorgänge als Modelle menschlicher Krankheiten entweder in geeigneten Tierspezies zu suchen oder solche Modelle zu erzeugen, um sie umfassenden Analysen zu unterziehen.

Von dieser theoretischen Krankheitsforschung muß man die *klinische Krankheitsforschung* unterscheiden, die nach wie vor von unvoreingenommener aber wissensgestützter Beobachtung des bzw. der Kranken ausgeht, um daraus zu allgemeinen Einsichten und Handlungsanweisungen zu kommen. Die sog. *klinische Erfahrung* beruht daher nicht auf naiver Intuition, die es nicht gibt, sondern im wesentlichen auf *informierter Induktion*. Die klinische Erfahrung stellt die Integration kritischen Beobachtungswissens dar, das wegen der ungewöhnlichen Komplexität des pathologischen Gegenstands gar nicht weiter formalisierbar ist. Erfahrungssätze im medizinischen Bereich sind also Wissen hohen Komplexitätsgrades. Dabei muß aber klar sein, daß dieses Wissen bedeutende subjektive Momente enthält und daher nicht nur ständig an der Beobachtung kontrolliert und ergänzt, sondern vor allem durch rationale Methoden gestützt und so weit als irgend möglich ersetzt werden muß. Das ist unbedingt in der klinischen Forschung notwendig, die von der Erfahrung zwar ausgehen und sie objektivieren soll, sich aber nicht auf sie berufen darf. Tragfähige klinische Forschung bedarf daher der engsten Kooperation mit der theoretischen Medizin und des Einsatzes ihrer Grundlagenmethodik. Klinische Forschung wird wegen der zeitlichen und methodischen Anforderungen heute zumeist im Teamwork erfolgen und vom Einzelmediziner nur im phasischen Wechsel von praktisch-klinischer und Forschungsarbeit realisiert werden können. Das Team verdient in der Regel auch hinsichtlich Forschungsqualität, Forschungsökonomie, zumal wenn es institutionalisierte medizinische Bereiche miteinander verbindet, den Vorzug.

Die medizinische Forschung wird hauptsächlich in Verbindung mit klinischen Einrichtungen an Universitätskliniken, Spitälern und dgl., in Universitätsinstituten sowie in geringerem Ausmaß in anderen medizinischen Forschungsinstituten sowie in Feldstudien u. a. durchgeführt.

Auch die Industrieforschung der pharmazeutischen Chemie und der Biotechnik muß der medizinischen Forschung zugerechnet werden. Die Pharma-Forschung ist trotz ihres industriellen Standorts von der chemischen und medizinischen Wissenschaft voll kontrolliert und insb. im Prüfungsteil ihrer Produktion völlig von der Zusammenarbeit mit medizinischen Institutionen und von deren Standards abhängig. Die Anwendungsorientierung der Pharma-Forschung erscheint in die Gesamtstruktur der medizinischen Forschung durchaus eingebunden und setzt eine breite Zusammenarbeit insb. mit der medizinischen Pharmakologie voraus, die nach wie vor der pharmazeutischen Entwicklungsforschung die meisten Grundlagenbefunde zur Verfügung stellt. Ähnliches gilt für die Beziehung der biomedizinischen Technik mit theoretischen und klinischen medizinischen Forschungszweigen.

Die *Universitätsforschungsstätten* der Medizin sind grundsätzlich *disziplinär organisiert,* wobei die traditionellen Disziplinen keinen einheitlichen Einteilungsgrund aufweisen: Es gibt Fächer für Therapiemethoden (Chirurgie), für Organkrankheiten (Augenheilkunde), für Altersgruppen (Kinderheilkunde), für Krankheitsgruppen (Onkologie) usw. Die in diesen Institutionen geleistete *Forschung* ist vielfach auch disziplinär, also auf spezielle Probleme des *Fachs* hin orientiert. Es gibt aber auch *methodische Orientierungen* wie z. B. in Elektronenmikroskopie-Instituten, deren Forschungsthemen sich aus den erforderten Serviceleistungen ableiten. Demgegenüber sind für *problemorientierte Forschungen* die disziplinären und methodischen Schranken irrelevant: Sie sind praktisch immer interdisziplinär und multimethodisch. Sie überbauen das analytische vertikale Vorgehen durch integratives horizontales Vorgehen, erreichen somit eine höhere Komplexität der Forschungsergebnisse und eine größere Wahrheitsnähe des wissenschaftlichen Wirklichkeitsmodells. Es müßte nicht betont werden, daß diese Forschungstaktik auf vielen Wissenschaftsgebieten neben den punktuellen Unternehmungen dringend benötigt wird und in der Medizin wegen der Komplexität des biologischen Objekts von vornherein unabdingbar erforderlich ist.

Wenn man die *Dynamik* und die damit zusammenhängende *Planung* der medizinischen Forschung vom allgemeinen her betrachtet, kann man endogene und exogene Momente erkennen: Die Forschungsbewegung ergibt sich aus der Eigendynamik der wissenschaftlichen Probleme in den verschiedenen Gebieten als Vektoren des Gesamttrends, ferner aus der Konfrontation mit aktuellen Problemen und ihrer Annahme, sowie letztlich aus Anstößen durch Forschungsaufträge vornehmlich aus dem gesundheitspolitischen Raum. Die Forschungsplanung ist dementsprechend in der Medizin eine weitgehend autonome. Auch die Auftragsforschung überläßt in der Regel die Arbeitsplanung den wissenschaftsinternen Instanzen. In den angewandten Forschungsbereichen der Sozialmedizin, des gesundheitlichen Umweltschutzes und dgl. gewinnt in letzter Zeit allerdings die heteronome Planung zunehmend an Bedeutung.

Aus wissenschaftsinternen wie aus den externen Gründen der Ökonomie und Effizienz setzt sich auch in der medizinischen Forschung das *Schwerpunktskonzept* immer mehr durch. Seine Merkmale sind: Vernünftige Beziehung zwischen Erkenntnis und Anwendungsrelevanz der Forschungsthemen (sog. „brennende Probleme"); Problemorientierung, d. h. Interdisziplinarität und Methodenpluralität im Rahmen klinisch-theoretischer Kooperation. Erfordernisse zur erfolgreichen Schwerpunktsarbeit sind: Vollständigkeit der zu beteiligenden Fachrichtungen (Arbeitsgruppen); Kompetenz der beteiligten Forscher; ausreichende Kapazität der Forschungseinrichtungen; schließlich auch sachlich gerichtete kommunikative Wechselbziehung der Teampartner.

Von der Teamproblematik her sei ein kurzer Blick auf die *medizinischen Forscher* selbst geworfen: Sie werden zumeist graduierte Ärzte mit betont theoretischem Interesse sein, die postgraduell als Universitätsassistenten an Forschungsarbeiten von Instituten oder Kliniken beteiligt wurden, Forschungsmethoden erlernten und sich zu selbständiger Arbeit heranbildeten. Für medizinische Forscher gibt es keinen allgemeinen oder regulierten Ausbildungsweg, sondern nur individuelle Pfade, die mehr oder minder vom Kontext ausgeprägter Forschungsgruppen mitbestimmt sind. Wissenschaftliche „Schulen" im traditionellen Sinn gibt es kaum mehr. Auch die Rekrutierung ist der eigenen Initiative mit Bewerbung oder der Gelegenheit der Frage eines Etablierten an einen geeignet erscheinenden Studenten oder jüngeren Assistenten überlassen. Schließlich die Sozialisierung der Universitätsforscher: Gemäß dem Prinzip der Einheit von Forschung und Lehre gibt es auch für sie kein Schema und keine standardisierten Laufbahnen, wohl aber praktische Möglichkeiten für das „Halten" eines begabten Nachwuchsforschers. In der Universität sind also beschränkte Chancen für Positionen, in denen neben den Lehrverpflichtungen Forschungsinteressen sachlich und persönlich zufriedenstellend verfolgt werden könnten, und hohes Laufbahnrisiko. In der Industrieforschung sind die Risiken geringer; bei gleichen Aufstiegschancen sind aber die erreichbaren Positionen für Forscher i. a. weniger verlockend. Das Kriterium für diese Aussage ist dabei nicht so sehr die sog. Forschungsfreiheit, sondern die Problemstruktur der industriellen Entwicklungs- im Vergleich zur universitären Grundlagenforschung.

Schließlich möchte ich auf einige besonders wichtige *aktuelle Themen bzw. Schwerpunkte der medizinischen Forschung* hinweisen, soweit sie nicht bereits früher genannt wurden. In der medizinischen Grundlagenforschung sind das neben der Molekularbiologie und Genetik die Biochemie, Immunologie, Biophysik und als Sonderkapitel die Hirnforschung, international als „Neurosciences" bekannt, die einen steigenden Anteil des biologischen Gesamtforschungsvolumens einnehmen und z. B. auf dem Gebiet der Transmitterforschung auch hohe klinische Relevanz besitzen. In der *klinischen Forschung* beansprucht die Herz-Kreislaufforschung mit funktioneller Chirurgie und dazugehöriger Technologie einen Hauptplatz. Ferner sind die Onkologie vulgo Krebsforschung, die Rehabilitations-, Epilepsie- und Aphasieforschung sowie die zahnmedizinische Forschung zu nennen. In der *pharmazeutischen Forschung* rangiert die Entwicklung von Psychopharmaka an erster Stelle vor der Antibiotika- und Zytostatika-Forschung; in letzter Zeit entwickelt sich die Gentechnologie zu einem neuen Schwerpunkt. Die Forschungslandschaft ist aber in steter Bewegung, so daß qualitative Entwicklungsprognosen kaum erstellt werden können. Vor allem ist damit zu rechnen, daß externe Anforderungen, wie z. B. die kritischen Determinanten der gesundheitlichen Situation der Dritten Welt, Zielverschiebungen größeren Ausmaßes bewirken werden. In der Arzneimittelforschung kündigt sich, teils extern, teils intern bedingt, eine Tendenzwende zugunsten der Verbesserung der Qualität gegenüber der quantitativen Produktionsausweitung an.

Zusammenfassung

Als einzige unter den Wissenschaften hat die Medizin noch kein allgemein gültiges Grundlagengerüst erreicht. Es gibt nicht nur zwei Medizinen, die westliche und die chinesische, sondern auch innerhalb dieser einige wissenschaftlich nicht oder nicht vollkommen aufgeschlossene Teilbereiche (Psychiatrie, Naturheilmethoden). Medizin umfaßt prinzipiell das Wissen über die Heilung von Erkrankungen und die praktische Ausübung desselben zur Behandlung erkrankter Menschen. Die rationale Durchdringung des ursprünglichen medizinischen Erfahrungswissens ist nicht abgeschlossen und erscheint in gewissen Bereichen sogar nicht erreichbar (Kranksein als subjektive Betroffenheit). Der Gegenstand der Medizin ist der erkrankte Mensch in seiner Einmaligkeit. Die Dichotomie der Medizin liegt daher darin, abstrahiertes und generalisiertes Wissen am individuellen Kranken in Gestalt persönlicher Hilfe zu praktizieren. Die in der Medizin gegebene Personalbeziehung und die Faktualbeziehung stehen zueinander derzeit in kritischem Gegensatz.

Als Wissenschaft umfaßt die Medizin alle den kranken Menschen betreffenden Einzelbereiche, ist also Anthropopathologie in weitestem Sinn. Auch im Forschungsbereich der medizinischen Wissenschaft steht die Person des Kranken im Mittelpunkt. Daraus erwächst u. a. die Problematik des medizinischen Experiments. Medizinische Forschung liefert eo ipso orthologisch belangvolle Ergebnisse und ist Grundlagenwissenschaft im vollen Wortsinn. Ihr angewandter Bereich betrifft in der gegenwärtigen Form der medizinischen Biotechnik die Diagnostik, Therapie und das Heilmittelwesen. Für die Medizin und ihren Forschungsbereich ist die Schichtung der menschlichen Existenz in einen organisch-materiellen, subjektiv-seelischen und kulturell-geistigen Bereich wesentlich. Jedem Bereich ist ein Ensemble entsprechender Wissenschaften und Forschungsmethoden zugeordnet. Im Gehirn ist der organische Integrationsort aller drei Schichten: Sie entsprechen in der Organfunktion des Gerhins den Ebenen des Geweblichen, des informationsverarbeitenden Systems sowie der Ebene der modalen und supramodalen Leistungsprodukte des Systems.

Das Wissen, der Theoriestand und die Erfahrungsresultate der Medizin finden im Krankheitsbegriff ihren repräsentativen Ausdruck. Seine Wandlungen in der Zeit und seine Abwandlungen in den medizinischen Fachgebieten widerspiegeln den Entwicklungsgang der medizinischen Wissenschaften. In den Krankheitsbegriff gehen die jeweiligen normativen Gesundheitsvorstellungen einer Epoche oder einer Gemeinschaft mit ein.

In der Praxis und Organisation der medizinischen Forschung sind, abgesehen von der relevanten naturwissenschaftlichen Grundlagenforschung, die experimentelle Krankheitsforschung und die klinische Krankheitsforschung zu unterscheiden. Medizinische Forschung ist zum größten Teil Universitätsforschung. Einen wissenschaftlich integrierten Teilbereich der Grundlagen- und Anwendungsforschung deckt die industrielle pharmazeutische Forschung.

Die um den sozialen Aspekt der Medizin arrangierten wissenschaftlichen Forschungsbereiche werden im gegebenen Rahmen nicht behandelt.

Literatur

Christian, P.: Medizinische und philosophische Anthropologie. In: Prolegomena einer allgemeinen Pathologie. Handbuch der Allgem. Pathologie Bd. 1, 232–278. Berlin-Heidelberg-New York: Springer 1969

Doerr, W.: Anthropologie der Krankheiten aus der Sicht des Pathologen. In: Neue Anthropologie, hgg. H.-G. Gadamer, Band 2, 386–427, Stuttgart: Thieme 1972

Gehlen, A.: Der Mensch. Berlin: Junker und Dünnhaupt 1940

Hartmann, N.: Der Aufbau der realen Welt. Berlin: Walther de Gruyter 1964

Rothschuh, K. E.: Prinzipien der Medizin. München-Berlin: Urban & Schwarzenberg 1965

Schipperges, H.: Moderne Medizin im Spiegel der Geschichte. Stuttgart: Thieme 1970

Seitelberger, F.: Das Bild des Menschen in der Sicht der Hirnforschung. Österr. Akad. d. Wissenschaften, Sonderheft zu Sb. Abt. 1, 181, Bd., Jg. 1972, 38–50

Seitelberger, F.: Gehirn und Geist. Arzt und Christ, 24. u. 25. Jg., Heft 12, 61–77 (1979)

Spatz, H.: Gedanken über die Zukunft des Menschenhirns und die Idee vom Übermenschen. In: Der Übermensch, hrsg. E. Benz, Zürich-Stuttgart: Rhein 1961, 317–384

Weizsäcker, V.v.: Der kranke Mensch. Stuttgart: K. F. Koehler 1951

Umrisse einer Krankheitslehre, anthropologische Aspekte

Wilhelm Doerr

Die Hohe Tierärztliche Fakultät der Ludwig-Maximilians-Universität zu München hat mir im vergangenen Jahr den Grad eines Doctor medicinae veterinariae honoris causa verliehen. Sie hat dadurch zum Ausdruck gebracht, daß ich mich wegen der thematischen Haltung eines Teiles meiner wissenschaftlichen Bemühungen als eines ihrer Mitglieder betrachten darf. Hierfür danke ich von Herzen. Es ist mir eine hohe Ehre und zugleich eine ernste Pflicht, in Ihrem Kreise sprechen zu dürfen. Die Wahl meines heutigen Themas wurde aus Gründen dessen bestimmt, was man den *methodischen Indeterminismus* nennen könnte. Ich meine dies im gegebenen Zusammenhang so: Bin ich ein Menschenarzt, und zwar als pathologischer Anatom, eröffnet sich mir eine Wunderwelt eigenartiger Befunde. Um deren Dignität, d. h. um ihre *wirkliche* Bedeutung für Krankheit und Tod, wird seit mehr als 200 Jahren, nämlich seit GIOVANNI BATTISTA MORGAGNIS „De sedibus et causis morborum", 1761, gerungen. Denn es ist nicht einfach, ja es ist in vielen Fällen unmöglich, aus der sedes morbi auf die causa zu schließen.

In einem Meer von Zweifeln taucht der kritische Pathologe unter. Wie die olympischen Götter können pathogenetische Vorstellungen, besonders aber deren Träger und Verfechter, miteinander hadern, nämlich konkurrieren, und sie können sich den Rang streitig machen. Wenn der „Probierstein" fehlt, das Richtige vom Unrichtigen zu trennen (ENGISCH 1963), was geschieht dann? Jetzt scheiden sich die Wege, die einen halten es – selbstverständlich und in aller Regel unbewußt – mit GOETHE. Sie suchen und finden einen Vergleich menschlicher Gestalt, menschlichen Schicksals und menschlicher Krankheit mit *„Entsprechungen"* im Tierreich. Sie sehen den Menschen als Glied der Schöpfung und in eine Reihe gestellt mit einer unendlichen Zahl von anderen Lebewesen. Der Theologe spricht von *„Mitgeschöpflichkeit"*. Hierher gehören vergleichende Wissenschaften, vergleichende Morphologie und Pathologie. Die anderen halten es – und so gut wie immer noch weniger bewußt – mit SPINOZA und KANT, denn sie bedienen sich einer anderen Wissenschaft, die für sie die Rolle einer Aushilfsphilosophie zu übernehmen hat. Sie arbeiten vielfach recht dilettantisch mit dem Instrument der *Hermeneutik*. Von Indeterminismus im Spiel der methodologisch gebundenen Arbeitsmöglichkeiten muß man darum sprechen, weil man, wenn man sich als Erkenntnis-Suchender der *einen* Arbeitsweise bedient, in aller Regel und ex ante nicht erkennen kann, welche Ergebnisse eine interferierende Arbeitsweise, – aus meiner Sicht z. B. die vergleichende Krankheitslehre –, präsentieren wird. Diese Erfahrungen „ex post" markieren das Spannungsfeld, das den Reiz der Zusammenarbeit zwischen Menschen- und Tierarzt und den Zauber offenbart, der von den Befunden, mehr noch den durch sie vermittelten Einsichten ausgeht, die in der Konvergenz der Bemühungen des Tier- und Menschen-Pathologen gewonnen werden können.

Dieser Indeterminismus, den der Anfänger nur dunkel ahnt, ist für ihn eine ärgerliche Last. Für den Erfahrenen aber ist er Kern und Frucht seiner Bemühungen. Sucht man die „Cognitio unionis, quam mens cum tota natura habet", muß man mit IMMANUEL KANT und dessen „Anthropologie in pragmatischer Hinsicht" (HERBART 1833) anfangen: Denn Menschenkunde braucht jeder, der unter Menschen leben will, natürlich auch der angehende Tierarzt.

Ich möchte die Gelegenheit, in Ihrem Kreise sprechen zu dürfen, benützen, einige Konturen zu zeichnen, innerhalb welcher die anthropologische Medizin, d. h. die menschenorientierte Heilkunde, zu einer „medizinischen Anthropologie" (v. WEIZSÄCKER 1926) wird (cf. SCHIPPERGES 1978).

Ich möchte so vorgehen:

1. Es müssen einige begriffliche Fragen geklärt werden;
2. es soll untersucht werden, wie sich etwaige prospektive Entwicklungsmöglichkeiten des genus homo einschätzen lassen;
3. es muß untersucht werden, welche Krankheiten *nur* dem Menschen eigentümlich sind. Gibt es wirklich eine menschenspezifische Pathologie?

Jeder gebildete Laie denkt immer wieder einmal über derartige Fragen nach: Jeder Arzt wird hundertfachen Zweifeln unterliegen: Ist den Ergebnissen der experimentellen Medizin grundsätzlich zu trauen? Waren die Hekatomben der Versuchstiere nicht umsonst geopfert? Ist der Mensch ein hochstehendes Säugetier, das von dem nächstverwandten nur graduell verschieden ist? Der Zürcher Philosoph LANDMANN hat erst 1978 gesagt „der Mensch sei ein Tier *und noch etwas dazu*". Machen wir nicht zwei Fehler, indem wir das Tier „vermenschlichen" und den Menschen „vertieren" (A. JORES 1969)?

Lassen Sie uns einen Augenblick bei dem verweilen, was wir *Konstitution* nennen. Mit der Beherrschung der Infektionskrankheiten und der Verlängerung der Lebenserwartung treten alle diejenigen Schäden deutlicher hervor, die als Folge einer Erschöpfung jener inneren, dem Individuum eigentümlichen Anordnung seiner „Organisation" gelten dürfen. Diese wollen wir Konstitution nennen. Die Gesamtheit der die individuelle Leibesbeschaffenheit ausmachenden Eigenschaften – die „Mitgift" vom Mutterleibe an –, die Summe der körperlichen und seelischen Anlagen, nennen wir mit JULIUS TANDLER (1913) *„somatisches Fatum"*. Es geht um mehr als um eine Frage der Vererbung. Exogene Noxen während der Tragzeit, frühkindliche und spätere Gesundheitsstörungen können *bleibende* Spuren hinterlassen.

Die Wurzeln der Konstitutionslehre reichen in die griechische Antike und das 5. vorchristliche Jahrhundert. Die vier *Elemente* des EMPEDOKLES, – Feuer, Wasser, Luft, Erde –, die vier *Kardinalsäfte* des HIPPOKRATES, – Blut, Schleim, gelbe und schwarze Galle –, die vier *Temperamente* der alten Humoralpathologie, – das sanguinische, phlegmatische, cholerische und melancholische –, repräsentieren die Prämissen einer Konstitutionstypologie.

Die Herausarbeitung von Typen ist reizvoll, aber nicht ungefährlich. Jeder Typus stellt eine von der Wirklichkeit abweichende Abstraktion dar. Typen sind keine realen Gebilde, sondern Produkte der schöpferischen Phantasie. *Wir* sind es, die eine Ordnung aufstellen, die Natur läßt die Erscheinungen fließen.

Was ist es nun, das somatische Fatum? In gesunden Tagen befindet sich unser Organismus im Gleichgewicht, die Bilanz stimmt. Haben Sie schon einmal darüber nachgedacht, wie es kommt, daß wir das Antlitz eines uns nahestehenden Menschen, eine bestimmte Körperhaltung, eine Eigenart im Gehen und

Schreiten, die Attitüde, wie der Züchter sagen würde, im allgemeinen ohne Schwierigkeit, selbst im Abstand vieler Jahre, als eben nur diesem Menschen eigentümlich, wiederzuerkennen imstande sind? Energie- und Erhaltungsstoffwechsel hängen natürlich miteinander zusammen, aber sie sind auch komplementär. Die einmal aufgebaute Struktur wird durch ein ständiges Kommen und Gehen kleinster Bausteineinheiten garantiert. Ein im Sinne der Stoffwechselphysiologie vollkommen inertes Gewebe gibt es nicht. Die Strukturen lebender Gewebe befinden sich in einem Fließgleichgewicht, einem quasi stationären Zustand (v. BERTALANFFY 1927, 1937, 1949). Übersetzt in die Sprache der modernen Biologie heißt das, daß trotz der stofflichen Labilität, ohne die Energieumsatz und Energiegewinn nicht denkbar sind, eine bestimmte physikalisch-chemische Ordnung der Intimstruktur gegeben sein muß. Diese befindet sich in einem labilen Gleichgewicht. Jenes wird im Laufe eines langen Lebens nur unter Aufbietung aller regulierender Kräfte aufrechterhalten bleiben können.

Vom Standpunkte einer distanzierten Betrachtung aus, etwa aus dem Blickwinkel der Physik, bedeutet Leben in Gesundheit den weniger wahrscheinlichen, gestörtes Leben, also Krankheit und Alterung, den wahrscheinlicheren Fall. Dies hängt mit dem zweiten Hauptsatz der Wärmelehre zusammen und habe ich an anderer Stelle ausführlich dargelegt.

Die Besonderheit der lebenden Strukturen beruht nicht auf einem chemischen Mysterium, sondern auf Organisiertheit. Das Gefüge des Lebens ist kein der physikalischen Chemie wesensverwandtes Problem. Es ist ein Problem der Ordnung, der räumlichen und zeitlichen Zuordnung im molekularen Bereich, der Fähigkeit zur Autoreduplikation, also in erster Linie ein Problem der Gestalt. Die auf CHRISTIAN v. EHRENFELS (1890) zurückgehende Gestaltphilosophie hat uns die gedankliche Freiheit gegeben, die Fülle der Tatsachen in Biologie und Medizin, selbstverständlich auch der Tierheilkunde, frei von Spekulationen und losgelöst von einer ausschließlich anthropomorph orientierten Geisteshaltung, nämlich *organismisch* zu verstehen.

„Organismisch“ ist alles Denken, das auf die empirische Tatsache der Gesamtheit und Individualisiertheit des Lebens ausgerichtet ist. Der Organismus ist kausal unerklärbar, nicht weil er ein besonders verwickeltes chemisches Problem ist, ebensowenig weil er etwas Metaphysisches wäre, sondern einfach darum, weil „Organismus“ eine Denkform, ein Urbegriff ist, welcher eine weitere Auflösung weder zuläßt noch benötigt (v. BERTALANFFY).

Es wird selbstverständlich nicht bezweifelt, daß der menschliche Körper in seinen morphologischen und physiologischen Eigenschaften wie ein physikalisches oder biochemisches System beschrieben werden kann, aber es wird festgestellt, daß eine solche Analyse *einen* komplementären Aspekt verbirgt. Es ist dies die *thematische Ordnung* der somatischen Phänomene. Der Physiologe W. R. HESS hatte schon vor Jahren (1956, 1957) hierauf hingewiesen. Diese thematische Ordnung sei der springende Punkt, ohne dessen Berücksichtigung kein tieferes Verständnis der specieseigentümlichen Lebensäußerungen in gesunden und kranken Tagen gewonnen werden könne. Der britische Physiologe CANNON, dessen Name Ihnen von der Lehre von der *Emergency function* und der experimentellen Shockforschung bekannt sein dürfte, bezeichnete das Phänomen der thematischen Ordnung als *„the wisdom of the body“*.

Wo liegen die Ansatzpunkte der pathologischen Anatomie für eine Förderung der Neuen Anthropologie (GADAMER und VOGLER)? Wir müssen einige *Elementarbegriffe* verstehen, bevor wir uns erfolgreich mit aktuellen Fragen auseinandersetzen. Die *Anthropologie als Ganzes* ruht auf zwei Säulen, den Arbeiten einer dualistischen und denen einer existentiellen Richtung. Sie hat zum Inhalt (1) die somatische Medizin, (2) die medizinische Psychologie, – hierher gehörte, veterinärmedizinisch gesprochen, die ganze PAWLOWsche Reflexlehre (!) –, und (3) die phänomenologische Anthropologie. ERWIN STRAUS, der kürzlich verstorbene Psychiater und Philosoph, ein deutscher Emigrant, hat in seinem 1978 erschienenen Werk „Vom Sinn der Sinne“ hier angeknüpft und erläutert: Alle Phänomene des Verhaltens und des Geistes könnten und müßten letzten Endes in den Begriffen der Mathematik und Physik beschrieben werden können.

Die Säule der sogenannten dualistischen Richtungen ist der kausal-naturwissenschaftlichen, jene der existentiellen Richtungen der hermeneutischen Arbeitsweise verpflichtet. Die phänomenologische Anthropologie ist eine Denkform, aber sie ist kein Gedankenspiel.

Wir unterscheiden also eine Anthropologie im konventionellen und eine Anthropologie im aktuellen Sinne. Erstere umfaßt vergleichende Anatomie, Humangenetik und Ethnologie, also Völkerkunde, Letztere die doctrina geminae naturae humanae. Man hat die Zwillingsnatur des Menschen, ein geistbegabtes, aber körperliches Wesen, als creation de soi par soi bezeichnet und mit einem Januskopf verglichen. Er kann und wird Stellung nehmen zu sich, auch zu seiner Körperlichkeit, aber auch – vermöge seiner geistigen Ausstattung – zu seiner Umwelt. Sieht dieser JANUS in die eine Richtung, kann er ohne ausreichende Übung nicht auch gleichzeitig in die andere blicken. Hier liegt das Geheimnis der aktuellen Menschenheilkunde. Genau auf diesen Punkt zielt die Konvergenz der naturwissenschaftlich-experimentellen, der phänomenologisch-erfahrungswissenschaftlichen *und* der philosophischen Bemühungen.

Die *medizinische Anthropologie* beschäftigt sich verständlicherweise mit dem Eigentlich-Menschlichen in der Situation des Kranken. Als ich – in den dreißiger Jahren – studierte, ging das Wort um: *Der* MÜLLER *in München,* FRIEDRICH MÜLLER, „Friedrich der Große“ für uns Mediziner, *behandelt Krankheiten, der* KREHL *in Heidelberg behandelt Kranke!* KREHL hat uns klargemacht, daß die Fortentwicklung des medizinischen Weltbildes in dem Eintritt der Persönlichkeit des Kranken als Forschungsgegenstand begründet liegt. In einer Zeit, in der aus der kausal-deterministischen Physik im Sinne NEWTONS eine solche des Indeterminismus im Sinne MAX PLANCKs geworden ist, ist eine Parallele in der wissenschaftlichen Heilkunde zu beobachten. Der Subjektivismus (bezogen auf das Subjekt des Kranken) oder Personalismus (bezogen auf die Persönlichkeit des Kranken) bedeutet die Einsetzung der Geisteswissenschaften als gleichberechtigtes Element der zeitgenössischen Medizin neben die Naturwissenschaften. KREHL selbst berichtete: Die Persönlichkeit erhielt nur zögernd Bürgerrecht in der Medizin als Wissenschaft (1929).

Diese Art der Menschenbetrachtung schlägt sich heute auch in der pathologischen Anatomie nieder. Sie fußt auf *zwei Elementen,* der Konstitutionslehre und der Individualpathologie. Sie hat *zwei Generalthemen,* die Ungleichheit der Menschen sowie Krankheit, und ich füge hinzu, Alterung und Tod.

Meine Aufgabe ist die Markierung von Umrissen einer Krankheitslehre im Spiegel der medizinischen Anthropologie. Die Anthropologie des Krankhaften stützt sich auf eine biographische Charkterisierung eines Patienten, auf die Kenntnis der auch die Symptomatologie gestaltenden Kräfte seiner Persönlichkeit und natürlich auf die gut durchgearbeitete Anamnese schlechthin. Für den Pathologen ist der Zeitfaktor besonders wichtig.

Wir haben uns einen Überblick verschafft, was man unter „anthropologischen Aspekten" verstehen könnte und wie die geistesgeschichtlichen Zusammenhänge liegen. Wir müssen jetzt ein wenig Kritik üben, sogenannte *Situationskritik:* Die naturwissenschaftliche Medizin läßt uns nämlich im Stiche, wenn die Rückführung von Krankheitserscheinungen auf ein körperliches Substrat nicht gelingen will. Sie hat auch eine Grenze dort, wo allem Anschein nach wesensmäßig gleiche Krankheiten verschieden ablaufen. RÖSSLE hatte schon 1923 darauf aufmerksam gemacht, daß gerade entzündliche Krankheiten ein sehr betontes individuelles Gepräge tragen: Man habe *seine* Tuberkulose, *seinen* Typhus, *seine* Osteomyelitis, – kein Krankheitsbild gleiche dem anderen wirklich.

Der menschliche Körper ist das sich strukturierende Sein des Subjektes. Jedenfalls ist diese Tatsache beim Menschen besonders sinnfällig. „Die Übung kann *fast* das Gepräge der Natur verändern." Mit diesen Worten HAMLETs beweist SHAKESPEARE, daß er ein großartiger Beobachter gewesen ist. – Die Strukturanalyse unseres Körpers, die Anatomie, und die Kausalanalyse der an ihm ablaufenden Prozesse, die Physiologie, lassen die apparativen Voraussetzungen einer Leistung, nicht aber deren Tatsächlichkeit erkennen. Man kann also mittels der pathologischen Anatomie und Physiologie nicht das menschliche Verhalten in den Tagen der Krankheit erklären, sondern nur die Bedingungen seiner Möglichkeiten und Unmöglichkeiten. Aber auch psyche und noũs der Alten sind kaum geeignet, kompliziertere Kausalvorgänge ohne weiteres zu entflechten.

Fragen wir nach dem Unterschied zwischen Mensch und Tier, können wir eine Reihe von Tatsachen nennen: Das Tier ist in seine Umgebung „eingepaßt", der Mensch aber „nimmt Stellung". Die Umwelt ist *seine* Welt, die er gestaltet. Mensch und Tier gemeinsam ist, daß „Welt" und „Umwelt" durch das „Verhalten" sichtbar gemacht werden. Mensch und Tier sind ganz wesentlich deshalb verschieden, weil beim Menschen „Körper, Verhalten und Umwelt" *mehr* als beim Tier eine gegenseitig unlösbare Beziehung darstellen. Der Mensch ist nicht nur geistbegabt, vielmehr werden auch seine Affekte, Emotionen, Äußerungen von ihm selbst erlebt und durchlebt, bemerkt und beurteilt, ja sie werden von ihm bewußt oder meist unbewußt mitgestaltet. Der Mensch *hat* seinen Körper, und er *ist* zugleich körperlich.

Wie sind nun die etwaigen *prospektiven Entwicklungsmöglichkeiten* bei homo sapiens einzuschätzen? Gibt es im Sinne einer morphologischen oder funktionellen Fortentwicklung Möglichkeiten für eine zunehmende differenzierende Vervollkommnung? Gibt es Engpässe? Ist das Menschengeschlecht vergleichend-anatomisch gesehen am Ende?

Hier stehen verschiedene Auffassungen einander gegenüber. Sie werden von dem Begriff *„Kephalisationsindex"* gehört haben. Man versteht darunter die Relationen zwischen Gehirngewicht und Körperoberfläche. Der Index liegt beim Menschen mit Abstand am höchsten. Er beträgt 2,73; beim Schimpansen 0,96; beim Elefanten 0,86; beim Hund nur 0,39. Es ist ein uns lieb gewordener Gedanke, die *progressive Cerebration* mit dem Begriff des Übermenschen zu verbinden. Verfolgt man die Probleme im einzelnen, ist man erstaunt, wie mannigfaltig die Fragestellung ist. HUGO SPATZ, der sehr berühmt gewesene Hirnforscher, hatte die Auffassung vertreten (1955, 1961), daß der Mensch seinen Standort in der belebten Natur der Entwicklung seines Gehirnes verdanke. Homo sapiens fossilis habe bereits ein großes Hirngewicht besessen. Bei SIR JOHN ECCLES kann man lesen, daß das Hirngewicht des Neandertalers bei 1.500 g gelegen habe, fast 300 g höher als bei der rezenten männlichen Bevölkerung in Mitteleuropa. Jedenfalls unterschied sich dieses Gehirn nicht prinzipiell von dem des heutigen Menschen. Man unterscheidet cerebrale Leistungs*potenz* und cerebrale Leistungs*entfaltung*. Die zur Verfügung stehende Hirngewebsmasse ist gleichsam erst nachträglich, d. h. Schritt für Schritt, in Betrieb genommen worden. Nicht in allen Hirnregionen hatte eine harmonische funktionelle Ausnutzung der materiell vorbereiteten Betriebsmöglichkeiten stattgefunden.

Diese Vorstellung hat gelegentlich Widerspruch gefunden. LEAKEY hat in seinem Buche „Origins" über die Ergebnisse jahrelanger Grabungsarbeiten in Afrika berichtet. Nach RENSCH (1959) ist der entscheidende Schritt der Menschwerdung die Lösung unserer Ahnen vom Baumleben. Der Vorgang wird bei LEAKEY und LEWIN symbolhaft wiedergegeben. Durch die ständige aufrechte Körperhaltung, durch die technische Lokomotion mit den Mitteln ausschließlich der hinteren Extremitäten, bekam der Mensch freie, später durch den Gebrauch von Werkzeugen auch künstliche Hände. Dadurch ist eine unlösbare Wechselwirkung zwischen Hirn-, Hand-, Entwicklung der Körperhaltung und der Sprache als Kommunikationsmittel eingeleitet worden, die noch heute nicht zur Ruhe gekommen ist. Wie schnell mag das Ganze abgelaufen sein? Es wurde mehr Zeit, jedenfalls für die letzten Schritte, benötigt, als man früher annahm:

homo sapiens – seit 500 000 Jahren;
homo erectus – vor 750 000 Jahren;
homo habilis, hervorgegangen aus
Australopithecus africanus vor 3 Millionen Jahren;
seine Vorstufe war Ramapithecus. Damit sind wir bei der Grenze von 12 Millionen Jahren angekommen.

Aufrechte Haltung, Benutzung der Arme und Hände, Impulsgebung vom Gehirn und zurück, – solche Bedingungen haben die Entwicklung der Schläfen- und Stirnhirnregion entscheidend gefördert. Jene hatte die Voraussetzung für das Aufkommen der Sprache geschaffen. Allein die Sprache habe den Menschen menschlich gemacht (RENSCH 1959). Dagegen sei das Gedächtnis eine Elementarfunktion der organismischen Strukturen. Es findet sich, gestaltgeworden in den „memory cells", bis hinunter zu den Wirbellosen. Das geistige Leben aber wuchs langsam heran, seine schönsten Blüten führen in die späteste Epoche der Entwicklungsgeschichte. HEINRICH EWALD HERING der Ältere, der Physiologe, formulierte schon 1870 den noch heute erregenden Satz: Und noch nicht lange trägt das Nervensystem den Schmuck eines großen und reich entwickelten Gehirnes.

Eine ganz andere Vorstellung wurde von GEHLEN (1950) entwickelt. Die biologische Eigenart der Hominiden sei durch den Mangel an spezialisierten Organen ausgezeichnet. MAX WESTENHÖFER ein deutscher Pathologe in Chile, Begründer der südamerikanischen Pathologie, einer der letzten VIRCHOW-Schüler, hat unter anderem am Beispiel der australischen Kragenechse Chlamydosaurus die These entwickelt: Die fünfstrahlige Hand des Menschen stehe dem Typus der pentadaktylen Wirbeltierextremität ganz nahe. Der Mensch trage in bestimmter Hinsicht elementare Merkmale, natürlich in einer den recenten Bedürfnissen genäherten Form. Hominiden entstünden nur aus Hominiden, und nicht die Insektenfresser seien an den Anfang seiner Stammlinie zu setzen. Alle Säuger hätten in ihren Vorstufen ursprünglich und vorübergehend eine aufgerichtete Körperhaltung besessen, diese aber bald verloren. WESTENHÖFERS Vorstellungen gehen in das Jahr 1935 zurück, sie lesen sich wie ein Roman. Die Zusammenhänge wären dann so: (1.) Aufrichtung der Körperachse. Sie bleibt bei den Vorstufen des Menschen erhalten; (2.) gleichsam sofortige und vollständige Befreiung der Hand; (3.) Erwerb der Sprache; (4.) Bewahren ausbaufähiger Gehirnformen.

Gegen alle diese Überlegungen, – die Deduktion: Körperhaltung, Hand, Sprache, Hirngewicht –, spricht *eine* Tatsache: Es gibt Lebewesen, die nicht das Glück hatten, sich in ihrer Stammesgeschichte aufrichten zu können und die dennoch ein vorzüglich differenziertes, dem Menschen vergleichbares Gehirn besitzen. Ich nenne Wassersäuger und Elefanten, und bediene mich der Darstellung von HAUG. Bei der Betrachtung von der Basis her wird die reiche Organisation der gerade für das menschliche Gehirn wichtigen Zonen deutlich. Das Gehirn der Delphine hat lebhafteste Beachtung gefunden (PILLERI 1967). Man bemüht sich ja schon lange, mit den Delphinen gleichsam in einen „Gedankenaustausch“ zu treten.

Der Kephalisationsindex allein kann also nicht entscheidend sein. Vielmehr muß die Architektur, die Cyto- und Angioarchitektonik, berücksichtigt werden. FRANZ SEITELBERGER in Wien hat im Rahmen eines Akademievortrages (1972) auseinandergesetzt, daß sich die Anzahl der Nervenzellen an der Schwelle der Menschwerdung zweimal sprunghaft verdoppelt haben dürfte. Der größte Teil der wahrscheinlich 15 Milliarden Nervenzellen des menschlichen Gehirnes fände sich in der Großhirnrinde. Ihr Schichtbau in der heute gültigen Gliederung wurde vor 60 Jahren durch KORBINIAN BRODMANN erarbeitet. Er findet den schönsten Ausdruck in den Zentralwindungen und in der Sehrinde. Nach SEITELBERGER ist das Menschenspezifische der Cytoarchitektonik in zwei Grundtatsachen gelegen, der Individualisierung der Nervenzellen nach Größe, Form, Fortsatzausstattung *und* der Interkonnektivität, also den Schaltmustern.

Wenn es aber so sein sollte, daß einigermaßen kompliziert gebaute Gehirne auch bei Elefanten und Wassersäugern gefunden werden, muß man einräumen, daß wir die tieferen Zusammenhänge Körperhaltung, Extremitätengebrauch, Sprache und Gehirnentwicklung noch nicht zweifelsfrei verstanden haben.

Kehren wir zum anthropologischen Horizont der Hirnforschung und damit zu SPATZ zurück. An der Unterseite von Stirn- und Schläfenhirn des Menschen liegt der *basale Neocortex*. Er ist ein phylo-, aber auch ontogenetisch junges Gebiet. Er repräsentiert so etwas wie den Schauplatz der letzten und späten Etappe der Evolution des Menschengehirnes. Der basale Neocortex ist bei fossilen Hominiden nicht voll ausgebildet gewesen. Gerade hier liegen beim recenten Menschen gut konturierte Impressiones digitatae der knöchernen Schädelbasis. Ihre Anwesenheit gilt als Zeichen dafür, daß dieses Hirngebiet in Entfaltung begriffen ist, jedoch den Höhepunkt seiner möglichen Entwicklung noch nicht überschritten hat. SPATZ (1961 bis 1966) meinte, daß dieser Befund dafür sprechen könnte, daß die cerebrale Leistungsentfaltung beim Menschen einer Steigerung fähig sei!

Diese Feststellung ist in zweifacher Hinsicht wichtig: (1.) Störungen des basalen Neocortex bewirken einen Zerfall der Gesittung, rühren also an die Substanz ethischer Werte. Die Differenzierung des ethischen Bewußtseins hat mit dem Tempo der technischen Leistungsentfaltung des homo faber nicht Schritt gehalten. Das Gewissen als soziale Macht trat wahrscheinlich erst vor weniger als 5 000 Jahren in Erscheinung. (2.) Wenn also eine Weiterentwicklung des recenten Menschen möglich wäre, so könnte diese durch funktionelle Anpassung der basalen telencephalischen Großhirnrinde erfolgen. Das Gehirn kann schwerer werden, es braucht aber im Ganzen nicht größer zu werden.

Diese Beurteilung der Lage ist von größter Bedeutung. Eine progressive Cerebration, welche mit einer Vergrößerung der fetalen Schädelmaße einherginge, würde zu einer Gebärunfähigkeit führen müssen. Die Köpfe der Nascituri wären zu groß, als daß sie die Geburtswege passieren könnten. Der SPATZsche basale Neocortex dagegen könnte durch Differenzierung des Feinbaues „Land unter den Pflug nehmen, ohne das Territorium als solches zu vergrößern".

Wir sprachen von dem phylogenetisch-prospektiven Hiatus, den die Vergrößerung des Gehirnes für die Zukunft des Menschengeschlechtes darstellen könnte. Ein zweiter kritischer Punkt liegt bei der *Plazenta*. Wie innig auch die Verbindung zwischen Mutter und Frucht sein mag, es kommt niemals vor, daß beide Kreisläufe direkt miteinander kommunizieren. Das Epithel der Chorionzotten wird immer, gleichsam unter allen Umständen, die Grenzfläche der Welt des Embryo nach außen darstellen. Bekanntlich werden nach dem Grad der Schwierigkeit, die dem Stofftransport zwischen Mutter und Keimling entgegensteht, bestimmte Hauptformen der Plazenta unterschieden. Die *Placenta hämochorialis* ist unter andern die des Menschen (Primaten, Nager, Insektenfresser). Hier werden optimale Bedingungen für die Frucht, aber ungünstige für die Mutter geschaffen. Während das Menschenkind durch seine ektodermogenen chorialen Epithelien geschützt ist, liegt das mütterliche Gewebe gleichsam offen. Hierin ist die Voraussetzung für die Entstehung sogenannter Schwangerschaftstoxikosen zu sehen. Das Vordringen der Chorionzotten, insbesondere der chorialen Wanderzellen in das mütterliche Gewebe, ist nichts anderes als ein spezialisiertes Organisationsmerkmal. Man hat allen Ernstes unter dem Eindruck dieser Befunde das Aussterben des Genus homo für künftige geologische Epochen vorausgesagt und auf ein ähnliches Schicksal anderer species – Säbeltiger, Riesenhirsch – hingewiesen. Warum die Dinosaurier nach 190 Millionen Jahren Herrschaft im Mesozoicum verschwunden sind, ist, wenn ich dies einstreuen darf – eine Plazentation hat es natürlich nicht gegen (!) –, nie ganz geklärt worden.

Ein *dritter Engpaß*, der die Zukunft des Menschen in Frage stellen kann, liegt bei der *Blutversorgung des Herzens*. Ohne auf die leidige Debatte einzugehen, ob man die coronare Insuffizienz ausschließlich als Folge mangelhafter Blutversorgung oder aber auch sonst erklären kann, wird man doch folgendes bedenken müssen: Wenn eine so erstaunliche Dichte der Vascularisation des Herzmuskels besteht, wie kann es dann sein, daß bei tödlichen ischämischen Herzmuskelerkrankungen in aller Regel einige wenige Coronarverschlüsse genügen, um den Tod herbeizuführen? Offenbar reichen die Anastomosen nicht aus. Anastomosen besitzen und Anastomosen eröffnen und in Betrieb nehmen, ist ein Unterschied. Warum hat der Mensch kein phylogenetisch besser ausgereiftes Coronargefäßsystem? Die älteste Blutversorgung des Myokard ist eine sinusoidale. Es entstehen Buchten, die wie Fjorde aus dem Ventrikel in den Herzmuskel eingelassen sind. Der Frosch hat nur eine Bulbusarterie, Reptilien haben gelegentlich drei Coronariae, Vögel können bis fünf haben. Wenn man die Reihe der Wirbeltiere prüft, welche Typologie der Coronararterien existiert, muß man drei Tatsachen anmerken:

1. Die Arteria coronaria dextra ist aus einem Stück gearbeitet, sie ist die phylogenetisch ältere; die Arteria coronaria sinistra besteht aus drei Compartimenten, sie ist ein Flickwerk, sie ist phylogenetisch jünger. Die Störanfälligkeit beim Menschen ist größer.
2. Bei Reptilien existieren Herzspitzenbänder, zwar nicht bei allen, aber bei vielen, den großen Echsen und Schildkröten. Sie führen einen kaudalen arteriellen Zubringer heran, der sein Blut aus den Arteriae mammaricae internae erhält. Daß derlei auch ausnahmsweise beim Menschen vorkommt, hat mein Mitarbeiter Walter Hofmann entdeckt.
3. Während der Ontogenese des Warmblüterherzens gibt es vorübergehend ein Mesocardium dorsale. Auch dieses führt einen Zubringer, gleichsam eine vierte Kranzarterie. Sie wird gespeist aus dem arteriellen Vorderdarmplexus. Im fertigen menschlichen Herzen bleibt ein winziges Residuum, die Haassche Arterie, die den Atrioventrikularknoten der spezifischen Muskulatur versorgt.

In *den* Fällen, in denen Herzinfarkte ohne adäquaten Coronarverschluß, etwa nach Blutdruckabfall, entstehen, liegen diese immer am Ort der einst vorhanden gewesenen Zubringer, d. h. ventroapikal und dorsobasal. Beim Papagei, bei schnellfüßigen Antilopen, beim Schimpansen, bei reagiblen Lebewesen mit hohen Pulsfrequenzen wird ganz das gleiche gesehen. Man darf also sagen, daß hinsichtlich der Sauerstoffversorgung des Herzens ein konstruktiver Weg beschritten wurde, der die Züge der Heterochronie trägt. Ich will damit sagen, daß die Zubringer 3 und 4 zu einer Zeit geopfert wurden, zu der das System der typischen Kranzschlagadern noch nicht derartig ausgereift, die Reagibilität der Anastomosen noch nicht so gesichert war, daß das muskelstarke, zu einem kompakten Körper umgestaltete und in eine venöse sowie eine arterielle Seite geteilte Herz mit ausreichender Sicherung das dem Herzen nachgeschaltete sauerstoffhungrige Gehirn hatte gleichsam unter allen Umständen versorgen können. Es ist, verzeihen Sie meine anthropomorphe Bildersprache, als ob eine gestaltende Hand, koste es, was es wolle, dafür gesorgt hätte, daß eine progresse Cerebration ein geistbegabtes Wesen entstehen lassen mußte, welches imstande wäre, höhere Zusammenhänge begründbar zu vermuten. So verstanden bewirken die anthropologischen Umrisse so etwas wie eine Transzendentalwissenschaft.

Wir haben drei *Grenzen der Menschheit* angesprochen: (1.) die kritische Vergrößerung des spät-fetalen Kopfumfanges bis zur Gebärunfähigkeit, (2.) die feto-maternelle immunologische Schranke und (3.) die Heterochronie der coronariellen Versorgung unseres Herzmuskels, die das Leben hochbetagter Menschen durch Coronarinsuffizienz fordern wird.

In einem letzten Abschnitt meiner Ausführungen darf ich einige Beispiele *menscheneigentümlicher Erkrankungen* vortragen. Da ist zunächst zu sagen, daß *kategoriale Schwierigkeiten* bestehen. Auf der *Stufe der Zelle* gibt es kaum eine echte, nur dem Menschen zukommende pathologische Morphologie. Experimentelle Zellpathologie ist sozusagen reine Cytobiologie. Selbst auf der *Stufe der Gewebe und Organe* fällt es schwer, Reaktionsweisen auszumachen, die *nur* dem Menschen zukommen. Immerhin zeigt die vergleichende Pathologie der Entzündung, daß nur warmblütige Tiere imstande sind, das gewebliche Vollbild einer allergisch-hyperergischen Entzündung entstehen zu lassen (DOBBERSTEIN 1960; IPPEN 1964). Auf der *Stufe der Systeme* dagegen existieren eindeutige Beziehungen zum Menschlichen. Ich denke besonders an das Reizleitungssystem des Herzens. Auf der *Stufe des Individuum* endlich besteht tatsächlich eine Speciestypologie, die an Reichhaltigkeit pathischer Lebensäußerungen keinen Wunsch offen läßt.

Wer sich zum ersten Mal auf dieses Feld begibt, wird sich nicht leicht tun, das Wesentliche zu erkennen. Es ist selbstverständlich, daß die Krankheiten der Seele, des Gemütes und des Geistes in besonderem Maß hierhergehören. Gerade aber darüber kann ich wenig sagen, weil dem Pathoanatomen diese Probleme nur begrenzt zugänglich sind. Natürlich ist die Neuropathologie, insoweit diese pathologische Morphologie ist, wie Sie von den Arbeiten des Herrn Prof. DAHME wissen, im Bereich der Tierheilkunde voll entfaltet und überreich an Befunden. Wenn auch sonst die Formulierung von PAUL DUBOIS zutrifft, „zwischen Medizin und Tierarzneikunde besteht nur noch ein Unterschied hinsichtlich der Kundschaft“, so gehören doch die Psychosen vorwiegend zum Menschen (BUMKE 1948; BLEULER 1960). Und KARL VOGT formulierte einst, „Das Gehirn sondert Gedanken ab wie die Leber die Galle“. Natürlich sind angeborene und erworbene Defektpsychosen, hysteriforme Reaktionen, Scheinschwangerschaften auch im Tierreich keine Seltenheit (MOCSY 1954). Aber eine psychiatria veterinarum habe ich in Ihrem Vorlesungsverzeichnis nicht gefunden.

Aus dem Formenkreis der Schäden, die den Menschen deshalb treffen, weil er ein aufrechtschreitendes Wesen ist, nenne ich die symmetrische Scheitelbeinatrophie im 9. Lebensjahrzehnt. Es handelt sich um ein Pendant zur Atrophie der Kopfhaut, also zur Glatzenbildung. Sie ist die Folge der arteriolären Wipfeldürre der Diploe der Ossa parietalia.

Im menschlichen Endocranium sind nennenswerte Blutdrucksteigerungen nicht vorgesehen. Die in die Schädelbasis eingebauten Zu- und Abflüsse sind muffenartig eingescheidet. Der Carotissiphon gilt als Druckdämpfer, der Bulbus venae jugularis internae als Strudelkopf. Die arteriovenöse Druckdifferenz im Schädelbinnenraum gilt als gering. Dies sei die Ursache für die Persistenz des angioblastischen Urzustandes am Circulus arteriosus Willisii (KURT

GOERTTLER 1953). Mit diesem aber würde die Variabilität in der Ausgestaltung des Circulus und die unvollständige Differenzierung der Elastica und der Media der Hirngrundarterien zusammenhängen. Letztere seien die Ursache für die Entstehung kleiner beerenförmiger Aneurysmen. Sie entstünden immer da, wo kleine Seitenzweige abgegeben würden. Hier lägen notorisch wandschwache Stellen. Die Ruptur eines Aneurysma etwa infolge einer krisenhaften Blutdruckwelle führt zu Blutung in die basalen Cisternen und, tritt der Tod nicht gleich ein, zu Erbleichungen des Gehirngewebes. Aneurysmen gibt es natürlich auch bei Tieren, nur eben nicht in dieser Typologie.

Die klassischen Beispiele menschlicher Skelettdiformitäten betreffen Körperachse (Wirbelsäule) und Hüfte (Femora). Die Wirbelkörper sintern zusammen, während die Bandscheiben breit bleiben. Im Trochanterbereich gibt es seneszente Inaktivitätszysten, welche zu Spontanfrakturen führen können. Eine menschenspezifische Krankheit, die uns seit 20 Jahren bewegt, ist die *idiopathische Hüftkopfnekrose.* Sie zeigt in etwa 40% der Fälle eine Syntropie mit Hyperurikämie (ZINN 1971). Bei einem 50jährigen Arzt untersuchte ich beide Hüftköpfe. Die Nekrosezone ist charakteristisch. Ist das operativ entnommene Gewebe schonend behandelt worden, trifft man auf doppeltbrechende Kristalle. Die Analyse zeigt, daß es sich um Natriumurat handelt. Die latent vorhanden gewesene, jahrelang bestandene Hyperurikämie hatte zu einer Quervernetzung der kollagenen Fibrillen und damit zu einer gesteigerten Zerreißlichkeit geführt. Wenn man will, kann man folgende pathogenetischen Konvergenzen nennen: Hüftkopf als Ort einer besonderen statischen Belastung, Uratgicht als erblich bedingtes somatisches Fatum, alimentäres Fehlverhalten im Sinne einer Luxuskonsumtion.

Ein Kapitel von besonderem Reiz ist das des *fieberhaften Rheumatismus.* Im vermeintlich sicheren Schutz der Rheumaserologie übersieht man leicht, wie bunt und vielgestaltig das Gewebebild sein kann. Wir lassen als Morphologen die Diagnose Rheuma nur gelten, wenn wir eines Granulomes oder seiner Folgezustände ansichtig werden. Ich darf die in der menschlichen Pathologie am meisten bearbeiteten Befunde skizzieren:

Das *Aschoff-Geipelsche Knötchen* kommt nur im *Herzmuskel* vor. Es ist klein, es liegt an der Sichtbarkeitsgrenze. Es ist, ich darf es betonen, herzmuskelspezifisch *und* es ist menschenspezifisch. Seine experimentelle Reproduktion ist trotz außerordentlicher Mühen bis jetzt nicht befriedigend gelungen.

Ein zweites Granulom wird *Sehnenknötchen* genannt. Es ist bedeutend größer, am Bewegungsapparat angesiedelt, kann aber auch am Herzskelett, dem Annulus fibrosus, vorkommen. Es wurde von dem Ihnen aus ganz anderem Zusammenhang gut bekannten Arzt und Tierarzt BERNHARD BANG in Kopenhagen schon 1881 beschrieben. Es ist das Äquivalent des Rheumatismus nodosus.

Es gibt drittens eine *muskelaggressive Form* des Rheumatismus. Sie betrifft Herz- und Skelettmuskulatur. Es handelt sich um kleinstherdige Nekrosen. Das besondere besteht darin, daß einzelne Muskelfasern wie „zerbrochen" aussehen. Diese perniciöse Form des Rheumatismus kennt man erst seit etwa 20 Jahren (FASSBENDER 1963).

In 25% aller dieser Fälle läßt die serologische Rheumadiagnostik im Stiche. Wir sprechen dennoch von Rheumatismus. Nun gibt es noch zwei zellulare Besonderheiten, die man kennen muß: COOMBS in Bristol hatte vor einem Menschenalter (1907, 1909) auf bestimmte Riesenzellen aufmerksam gemacht. Er nannte sie *Aschoffzellen.* Sie sind 26-kernig. ANITSCHKOW in St. Petersburg entdeckte (1912) eigenartige Zellen, die eine charakteristische Kernform haben. Die diagnostische Dignität dieser *Anitschkow-Zellen* gilt als erwiesen. v. ALBERTINI in Zürich nannte sie Kardiohistiozyten. Mein Mitarbeiter WALTER HOFMANN (1971) hat gezeigt, daß es in Wahrheit zwei Sonderformen sogenannter Anitschkow-Zellen gibt: Die eine stammt aus der Muskulatur, die andere aus dem Bindegewebe des Myokard. Beide sehen einander ähnlich, die Zellforscher sprechen von lampenbürstenförmigem Chromatin. Zellen, die eine spiralisierte Kernstruktur besitzen, bereiten eine Teilung vor, führen diese aber nicht aus.

Alle diese Zellen finden sich eigenartigerweise beim Menschen nur im Herzen – Muskulatur und Bindegewebe –, und sie finden sich ausschließlich im Falle einer rheumatischen Schädigung. Die Koinzidenz „Rheuma, Herzmuskel, Mensch" stellt eine anthropomorphe Spezifität dar. Wenn es überhaupt einen Sinn haben kann, im somatischen Bereich von einer Anthropologie des Krankhaften zu sprechen, so darf man den fieberhaften Rheumatismus als Beleg anführen. Ganz gewiß gibt es vergleichbare Bindungen auch im Tierreich, und unsere veterinär-pathologischen Freunde wissen vieles darüber zu sagen.

Über die Bedeutung der *Umweltpathologie* ist außerordentlich viel geschrieben, gesprochen, verhandelt worden, – ich verzichte darauf, an dieser Stelle darauf einzugehen. Ich darf Sie an die Folgen des Medikamentenmißbrauches, die Drogen-Szene, die iatrogene Pathologie etwa durch fehlerhafte Arzneimittelapplikation und -dosierung und an das erinnern, was der verstorbene Heidelberger Pharmakologe FRITZ EICHHOLTZ die „toxische Gesamtsituation auf dem Gebiet der menschlichen Ernährung" (schon 1956) nannte (DOERR 1969). Gesund ist der Mensch, der im Vollbesitz seiner Entfaltungsmöglichkeiten steht, krank derjenige, dessen Möglichkeiten eingeschränkt sind (A. JORES 1969).

In der makromolekularen subzellularen Stufe des Lebens gibt es kein Individuum und keinen Tod. Diese Stufe des Lebens beschäftigt die Experimentalmediziner, die sich Molekularpathologen nennen. Diese sogenannte apparative Stufe des Lebens macht uns reich an technischen Einsichten. Gegen solche ist natürlich nichts einzuwenden, solange Technik ein Mittel der Selbstdarstellung des Menschen ist. Die ausschließliche Beschäftigung mit der apparativen Stufe des Lebens aber macht uns arm, denn sie gibt uns keinen Begriff von der Innerlichkeit. Das Besondere der lebendigen Gestalten aber ist deren Innerlichkeit. Wir verstehen mit PORTMANN (1970) darunter die „Übersetzung der Ergebnisse der morphologischen Forschung aller Dimensionen in die Formensprache einer Sphäre, welche *jenseits der visuellen Anschauung* liegt". Wir leben in der eigenartigen Situation, daß wir uns weder von unserer Leiblichkeit ablösen, noch uns mit ihr identifizieren können. Die Lebensform des gebildeten Menschen erscheint in ihren natürlichen Grundlagen wesentlich bestimmt von der *ästhetischen Grundfunktion* der geistigen Haltung (PORTMANN 1970). Wir haben als Personen in Beziehung zu treten zu kranken Personen und nicht bloß zu Laboratoriumsbefunden oder zu krankhaften Erscheinungen.

An der Wirklichkeit des kranken Menschen gemessen ist die streng kausalnaturwissenschaftliche Medizin nur eine Methode konventioneller Verbindlichkeiten. Sie gibt nur ein verzerrtes Bild von dem, was wirklich ist. Ihre Geltung ist eine kritische, sie ist keine ontische. Das bedeutet, daß die naturwissenschaftlichen Daten alle richtig sind, das ausschließlich auf diese gegründete Bild vom Menschen aber falsch ist. WERNER HEISENBERG (1968) macht uns ja schon lange darauf aufmerksam, daß Richtigkeit und Wahrheit einen Unterschied bedeuten. Menschliches Selbstverständnis umfaßt des Menschen Möglichkeiten, nicht ihn selbst.

Das in Jahrtausenden offenbar Gleichbleibende der menschlichen Natur hat der Philosoph KARL LÖWITH gegen die Überschätzung der Bedeutung des geschichtlichen Wandels in der absehbaren Zeit der vergangenen Jahrhunderte gestellt. Er war bemüht, den Bann einer sterilen Imitation auf Seiten einer im Fortschrittsglauben gefesselten Hörerschaft zu brechen. Die Weisheit dieser Welt, so betonte er, sei eine Torheit vor Gott.

Wenn es mir gelungen wäre, Sie darauf aufmerksam zu machen, daß es dringend erforderlich ist, daß sich der moderne Arzt und Tierarzt aus den Bindungen seiner nur und ausschließlich durch den cartesianischen Materialismus bestimmten beruflichen Einstellung befreien muß, wäre vieles gewonnen. Interessanterweise hatte KARL MARX Naturwissenschaft und Sozialismus als Geschwisterkinder des Materialismus – für seine Zeit sicher – treffend und richtig bezeichnet. Die Befreiung, heute beinahe selbstverständlich, aber kaum bedacht, geschweige denn angebahnt, kann *nur* durch stärkere Hinwendung zu geisteswissenschaftlichen Aussagen erreicht werden. Die Welt der Natur und die Natur ihrer Geschöpfe, das sind die Pole, zwischen denen sich unser Streben erfüllen muß.

Literatur

Es sind nur die Schlüsselarbeiten angegeben. Weitere Einzelheiten sollten nachgelesen werden bei:

Doerr, W.: Anthropologie des Krankhaften. In: Gadamer, H.-G. und P. Vogler: Neue Anthropologie. München: Deutscher Taschenbuchverlag 1972, Bd. II, S. 386

Anitschkow, N.: Experimentelle Untersuchungen über die Neubildung des Granulationsgewebes im Herzmuskel. Beitr. path. Anat. 55:373 (1913)

Bertalanffy, L. v.: Kritische Theorie der Formbildung. Berlin: Bornträger 1927

Bertalanffy, L. v.: Das Gefüge des Lebens. Leipzig: Teubner 1937

Bertalanffy, L. v.: Das biologische Weltbild. Bern: Franke 1949

Bleuler, M.: Lehrbuch der Psychiatrie. 10. Auflage. Berlin-Göttingen-Heidelberg: Springer 1960

Bumke, O.: Lehrbuch der Geisteskrankheiten. Berlin-Göttingen-Heidelberg-München: J. F. Bergmann und Springer. 7. Auflage, 1948

Coombs, C.: The myocardial lesions of the rheumatic infection. Brit. med. J. 1907 II, S. 1513

Coombs, C.: Rheumatic myocarditis. Quart. J. Med. 2:26 (1908/09)

Dobberstein, J.: Beiträge zur Phylogenese der Entzündung der Wirbeltiere. Abh. Dtsch. Ak. Wissenschaften, Klasse f. Medizin, Abh. 4, Jahrgang 1960. Berlin: Akademie Verlag 1960

Doerr, W.: Fritz Eichholtz †. Jahrb. Heidelberger Akad. Wissenschaften 1968. Heidelberg: C. Winter 1969, S. 56

Dubois, P.: zitiert nach O. Bumke.

Ehrenfels, Chr. v.: Über Gestaltqualitäten. Vjschr. wiss. Philosophie 14:249 (1890)

Engisch, K.: Wahrheit und Richtigkeit im juristischen Denken. München: Max Huber 1963

Faßbender, H. G.: Nosologische Typen des rheumatischen Granuloms und ihre biologische Bedeutung. Frankf. Zschr. Path. 72:586 (1963)

Gadamer, H.-G., Vogler, P.: Neue Anthropologie, 6 Bände. Stuttgart: Gg. Thieme, seit 1972

Gehlen, A.: Der Mensch. Seine Natur und seine Stellung in der Welt. 7. Auflage. Bonn: Athenäum 1966
Goerttler, K.: Die funktionelle Bedeutung des Baues der Gefäßwand. Dtsch. Zschr. Nervenheilk. 170:433 (1953)
Haug, H.: Der makroskopische Aufbau des Großhirns. Erg. Anat. Entw.gesch. 43:7 (1970) – Heft 4. Berlin-Heidelberg-New York: Springer 1970
Heisenberg, W.: Das Naturbild Goethes und die technisch-wissenschaftliche Welt. Kassel: Jahresgabe der Goethe-Gesellschaft 1968
Herbart, J. F.: Immanuel Kants Anthropologie in pragmatischer Hinsicht. Leipzig: J. Müller 1833, 4. Ausgabe
Hess, W. R.: Beziehungen zwischen psychischen Vorgängen und Organisation des Gehirns. Studium generale 9:467 (1956) und 10:327 (1957)
Hofmann, W.: Entzündliche Erkrankungen des Myokard. Stuttgart: F. Enke 1971
Ippen, R.: Vergleichende pathologische Untersuchungen über die spontane und experimentelle Tuberkulose der Kaltblüter. Abh. Dtsch. Ak. Wissenschaften, Klasse f. Medizin, Abh. 1, Jahrgang 1964. Berlin: Akademie Verlag 1964
Jores, A.: Um eine Medizin von morgen. Bern: Huber 1969
Landmann, M.: Philosophische Anthropologie. In: Staehelin, Jenny, Geroulanos: Der Mensch zwischen Geist und Materie? Engadiner Collegium, Zürich 1978
Leakey, R. E., Lewin, R.: Origins. London: Macdonald and Janse 1978
Löwith, K.: In: Gadamer, H.-G.: Die Frage Martin Heideggers. Heidelberg: C. Winter 1969
Marx, K.: In: Hofer, H. und G. Altner: Die Sonderstellung des Menschen. Stuttgart: G. Fischer 1972
Mócsy, J.: Spezielle Pathologie und Therapie der Haustiere von R. Manninger und J. Mócsy, 10. Auflage, Bd. II. Jena: VEBG. Fischer 1954, S. 816
Pawlow, J. P.: Die höchste Nerventätigkeit (das Verhalten) von Tieren. München: J. F. Bergmann 1926
Pilleri, G.: Considérations sur le cerveau et le comportement der Delphinus delphis. Rév. suisse Zool. 74:665 (1967)
Rensch, B.: Vom Tier zum Halbgott. Homo sapiens. Göttingen: Van den Hoeck und Ruprecht 1959
Schipperges, H.: Medizin und Umwelt. Analysen, Modelle, Strategien. Heidelberg: Hüthig 1978
Seitelberger, F.: Das Bild des Menschen in der Sicht der Hirnforschung. Österr. Ak. Wiss., mathem. naturw. Kl., Sb. Abt. I, Bd. 181, S. 38 (1972)
Spatz, H.: Die Evolution des Menschenhirns und ihre Bedeutung für die Sonderstellung des Menschen. Nachr. Gießener Hochschul. Ges. 24:52 (1955)
Spatz, H.: Gedanken über die Zukunft des Menschenhirns und die Idee vom Übermenschen. In: E. Benz: Der Übermensch. Zürich: Rhein. Verlag 1961, S. 317
Spatz, H.: Über Anatomie, Entwicklung und Pathologie des „Basalen Neocortex". Arch. med. belg. 1962, S. 766
Spatz, H.: Der Basale Neocortex nund seine Bedeutung für den Menschen. Ber. phys. med. Ges. Würzburg N.F. 71:7 (1962–64)
Spatz, H.: Vergangenheit und Zukunft des Menschenhirns. Jb. Akad. d. Wiss. Lit. Mainz 1964, S. 228
Spatz, H.: Gehirnentwicklung (Introversion-Promination) und Endocranialausguß. In: Hassler, R. und H. Stephan: Evolution of the Forebrain. Stuttgart: Thieme 1966, S. 136
Straus, E.: Vom Sinn der Sinne. 2. Auflage (Reprint). Berlin-Heidelberg-New York: Springer 1978
Tandler, J.: Konstitution und Rassenhygiene. Z. angew. Anat. 1:11 (1913)
Vogt, K.: zitiert nach O. Bumke
Zinn, W. M.: The idiopathic ischemic necrosis of the femoral head in adults. Stuttgart: Thieme 1971

Immunologie ohne Teleologie

Klaus Rother

Als mich die Organisatoren dieses Symposiums[1] baten, den Aspekt „Immunologie" zu behandeln, erhofften sie sich den Versuch einer sinngebenden ordnenden Zusammenschau der Phänomene. Dabei haben sie das Immunsystem nicht als Organ gesehen, sie erkennen es als Funktion. Wäre also hier der Versuch zur Formulierung der Theorie der Pathologie einer Funktion zu unternehmen? Oder sollte man besser fragen: Was kann die Immunologie zur theoretischen Pathologie beitragen?

Vor 80 Jahren wäre die Antwort leicht gewesen. Die Immunologie entwikkelte sich in der naiven Unschuld des Unwissenden. Immunologie war Abwehr und Abwehr war gut. Heute ist eine unendliche, unüberschaubare Menge von Detailwissen angesammelt worden. Wir sehen die Auswirkungen immunologischer Funktionen zugleich als schützende und erhaltende Leistung wie als zerstörende. Wir sehen ein dynamisches System komplexer Regulationen, bei dem minimale, in der Ursache verborgene Verschiebungen den Unterschied zwischen Gesunderhaltung und Zerstörung des Individuums bedeuten können. Und mehr noch: Die schützende Funktion selbst kann zur Krankheit werden!

Nehmen wir ein Beispiel: Ein beliebiges Toxin belebter oder unbelebter Herkunft dringt zum wiederholten Male in die Haut ein. Es kann zur Reaktion von Antikörpern mit dem Toxin kommen. Das Toxin wird im pharmakologischen Sinne neutralisiert. Eben diese gleiche Reaktion aber, die man doch so gern als schützend auffassen möchte, kann zu schwersten Schäden von lokaler Gewebseinschmelzung bis hin zum Tod des Individuums im allergischen Schock führen. „Das abwehrende System ist ein gesundes System; die entgleiste Abwehr ist krank und ebenso ist dies die fehlende Abwehr". Dieser gedankliche Ansatz ist seit langem nicht mehr möglich.

Ich widerstehe der Versuchung, es mir leicht zu machen und einige Teilfunktionen und ihre Pathologie zu beschreiben. Es würde das größere Bild nicht erhellen. Lassen Sie mich im Folgenden aufzeigen, wie es zum Verlust einer klaren Sinngebung immunologischer Funktionen kam und warum die zahllosen Einzelbeobachtungen noch keine Steine abgeben, die zum Mosaik eines neuen Bildes sich fügen ließen.

Schon aus vorgeschichtlicher Zeit stammt die Erfahrung, daß überstandene Krankheiten Abwehrkräfte hinterlassen können, die vor neuer Erkrankung schützen. TUKYDIDES erwähnt, daß bei Pest-Epidemien von früheren Infektionen Genesende den Kranken helfen – „weil man weiß, daß einmal Genesende nicht wieder an der Pest erkranken" (Tukydides cit. nach Humphrey u. White 1971, S. 1). 1789 überträgt JENNER Kuhpocken auf Kinder. Die nur

[1] cf. Nachwort, S. 75.

leicht Erkrankten sind später gegen die Pocken gefeit. 1880 impft PASTEUR gegen Tollwut. Er allerdings entwickelt die sogenannte Auszehrungshypothese, nach der die Impfung einen für die spätere Erkrankung notwendigen Blutfaktor erschöpfen soll (cit. nach Dubos 1950). 1890 erkennt v. BEHRING, daß die Impfung mit Toxin zur Entwicklung von Antitoxinen führt. Er nennt sie „Heilkörper" (v. Behring 1893). Der etwa zur gleichen Zeit von EHRLICH eingeführte Begriff „Antikörper" (Ehrlich 1892) ist dann allgemein übernommen worden. Vier Jahre später, 1894, stellt PFEIFFER Antikörper auch gegen Bakterien her. Entwickelt ein Individuum solche Antikörper, kann es gegen die Infektion mit dem Keim, der die Antikörperbildung ausgelöst hatte, gefeit bleiben (Pfeiffer u. Issaeff 1894).

Die frühe Immunologie hat zusammen mit der Hygiene die Lebenserwartung der abendländischen Menschen verdoppelt. Immunologische Funktionen waren gut. Sie sicherten die Gesundheit. Ihr Fehlen führte zu Krankheit und Tod.

Diese Auffassung war hinnehmbar bis zur vielbeschriebenen folgenreichen Einladung des Prinzen ALBERT von Monaco. Er bat 1902 RICHET, ihn auf einer Kreuzfahrt auf seiner Yacht zu begleiten und die Zeit zu wissenschaftlichen meeresbiologischen Untersuchungen zu nutzen. RICHET studierte an Hunden das Gift der Seeanemone. Nachdem der Hundevorrat erschöpft war, gab er einem schon einmal mit dem Toxin behandelten Hund wieder eine kleine Dosis des Toxins. Der Hund starb innerhalb von Minuten an schweren Kreislaufsymptomen. Während RICHET den Zustand des Hundes nach der ersten Giftgabe für „anaphylaktisch" (schutzlos) hielt (Portier u. Richet 1902), wissen wir heute, daß der Hund durch die erste Giftgabe zur Antikörperbildung angeregt worden war. Antikörper verbinden sich mit dem Toxin und entgiften es im pharmakologischen Sinne. Tatsächlich ist das Tier also immun gegen das Gift geworden. Nur, die durch Komplexbildung mit Antikörpern pharmakologisch neutralisierten Toxine haben nun qua Komplexbildung – seien es zirkulierende Komplexe, seien es zellständige Komplexe – neue hochpathogene Eigenschaften erlangt. Ein Schutz gegen die spezifische Toxinwirkung ist erreicht – aber um welchen Preis!

Da nicht alle Individuen zu solchen stürmischen Reaktionen neigen und auch nicht alle Fremdstoffe zu solchen Zuständen führen, hat man sie im Gegensatz zu normaler Abwehrleistung, der Normergie, als Überempfindlichkeitsreaktionen bezeichnet und die Bereitschaft zu diesen Reaktionen als Hyperergie. Da aber auch harmlose und normalerweise völlig inerte Nichtgifte, z.B. Gräserpollen und vieles andere mehr zu Hyperergien führen können, müssen Bedenken gegen eine Nomenklatur laut werden, die eine Überempfindlichkeit bei normalerweise nicht vorhandener Empfindlichkeit postuliert. Wie man auch diese Schwierigkeiten der Definition zu lösen oder zu umgehen versucht haben mag, so läßt sich für unseren Gegenstand doch sagen, daß wir hier in einer Periode der Historie unseres Faches sind, in der man im teleologischen Sinne „gut und sinnvoll" noch von „überschießend und überflüssig oder schädlich" trennen konnte.

Aber selbst dieses, ohnehin in vielerlei Hinsicht gequälte Verständnis hielt nur kurz. Es wurde schon 1903, ein Jahr also nach RICHET, durch die Beschreibung der Serumkrankheit durch v. PIRQUET erschüttert. Es war damals die Ära der Serumtherapie. Man konnte jetzt Infektionen oder auch parenteral eindringende bzw. eingedrungene Toxine durch Gabe von Antikörpern, die in anderen Spezies hergestellt waren, neutralisieren. V. PIRQUET erkannte, daß sich das heilende Prinzip, nämlich das Antiserum selbst, im Patienten als ein Antigen verhält. Es führt zur Bildung von Antikörpern. Die nun sich bildenden Komplexe aus dem therapeutischen Antiserum und dem hiergegen sich entwickelnden Antikörper führen zur Serumkrankheit (v. Pirquet u. Schick 1905). Heute würde man sie Immunkomplexerkrankungen nennen. Zu ihr gehören u. a. Gefäßläsionen mit Nierenbeteiligung bis hin zum Tod in Urämie sowie die Erkrankungen des rheumatischen Formenkreises. Es zeigte sich bald, daß die Serumkrankheit nicht nur die Folge passiv zugeführten Fremdserums sein kann, womit sie auf gänzlich unphysiologische Manipulationen beschränkt wäre. Auch aktiv gegen eingedrungene pathogene Agentien gebildete Antikörper können mit solchen Antigenen Komplexe bilden und zur Serumkrankheit führen.

Wir stellen also fest; das „gute" oder „gesunde" Immunsystem kann Giftstoffe oder bakterielle bzw. Virus-Infektionen erfolgreich abwehren. Die gesunde Funktion selbst aber kann zum pathogenen Agens werden, was so weit gehen kann, daß auch an sich nicht pathogene Eindringlinge erst durch Reaktion mit dem gesunden Abwehrsystem die Qualität als Pathogen erlangen. So etwas sind beileibe keine Ausnahmesituationen. Besonders herausragende Beispiele sind im Tierexperiment die durch Virusinfektion bei Alëuten-Nerzen ausgelösten Immunreaktionen, die ausnahmslos zu Lupus erythematodes-ähnlichen Bildern mit Eingehen der Tiere in Folge der Nierenbeteiligung führen (Porter et al. 1969). Das gleiche gilt für bestimmte Inzuchtmäuse (Übersicht in: Talal u. Steinberg 1974). Beim Menschen sind Immunkomplexerkrankungen, vorwiegend mit Nephritis, zu nicht geringen Prozentsätzen Folgen von Masern, Hepatitis, Malaria und Streptokokken-Infektionen (Sarre 1976).

Hier setzte nun ein ordnender Versuch ein. Der Regulationsbegriff wurde eingeführt. Zu geringe oder gänzlich fehlende Immunreaktionen (z. B. Immundefekte) ließen sich mit Vorstellungen von krank verbinden. In einer solchen Sicht hätten dann auch unerwünschte bzw. überschießende Reaktionen als Defekte der Regulation Raum. Ein Beispiel wäre hier das hereditäre Angio-Ödem bei Mangel an Cl-Esterase-Inhibitor (Donaldson u. Evans 1963).

Man muß aber solchen Versuchen gegenüber wohl zugeben, daß die gesunde, schützende Funktion des Immunsystems selbst und als solche zur Erkrankung führen kann. Auch an der zeitlichen Abfolge orientierte Unterteilungen in „gewünschter Schutz" und „unerwünschte Folgen" lassen sich nicht durchhalten, weil insbesondere bei den immunologisch ausgelösten Entzündungen die entzündliche Infiltration mit allen lokalen und Allgemein-Reaktionen, die ja doch auf das Individuum bezogen die Vorstellung von Krankheit ausmachen, tatsächlich ein gesundes und gut funktionierendes Schutzsystem darstellen. Ein solches gut funktionierendes System kann aber schwerlich pathisch sein. Die gedankliche Auflösung scheint mir nur aus der Sicht der Gesamtheit des Individuums möglich.

Ließ sich bisher zur Not und unter allen möglichen Verfeinerungen die alte Vorstellung von der „Abwehr" und ihren „unerwünschten Nebenwirkungen" bei einigen Unentwegten noch aufrechterhalten, so ist dies seit den 50er Jahren nicht mehr möglich. Die jetzt einsetzende Entwicklung – auch als die „neue

Immunologie" gesehen (Westphal 1977) – entzieht dieser einfachen teleologischen Deutung vollends den Boden.

Die neue Immunologie erhielt ihren entscheidenden Impuls von den Arbeiten und der neuen Sicht der Probleme durch BURNET und seine Arbeitsgruppe. Zusammen mit FENNER (Burnet u. Fenner 1949) postulierte er 1949, daß immun-kompetente Zellen sich zunächst einmal gegen jedwede Struktur richten können, so auch gegen körpereigene. In der Embryonalphase aber würden körpereigene Zellen durch im einzelnen unbekannte Qualitäten („marker") sich als „selbst" zu erkennen geben und eine Antikörperbildung gegen diese für den Rest des Lebens unmöglich machen. Die Hypothese erfuhr eine glänzende Rechtfertigung durch transplantationsimmunologische Untersuchungen. Tatsächlich konnten Inzucht-Mäuse, denen in der Embryonalzeit Zellen eines anderen Inzuchtstammes transplantiert wurden, auch später den Spender-Stamm nicht als „fremd" erkennen (Billingham et al. 1953). Wie sonst zur Sicherung des Überlebens die potentiellen gegen „selbst" gerichteten Linien immunkompetenter Zellen ausgeschaltet werden („forbidden clones"), waren hier auch die in Hinsicht auf das Transplantat „verbotenen Abwehrzellen" blockiert worden. Die alte Definition des Immunsystems als Abwehreinrichtung weicht einer Definition, die als Aufgabe die „Erhaltung der Integrität und Identität des Individuums" sieht. Die Gewichtung verschiebt sich zu Lasten von „Abwehr" und zugunsten einer Unterscheidung von „selbst" gegenüber „nicht-selbst".

Wir haben inzwischen gelernt, daß solche forbidden clones gelegentlich doch auftreten können, ein Zustand, den wir in der Klinik als Autoimmunität bezeichnen. Entgegen der alten Auffassung PAUL EHRLICHs vom Horror autotoxicus können sich sehr wohl Autoantikörper gegen eigene Zellen oder Organe bilden und sie auch zerstören. Ich nenne als Beispiel manche Formen von Nephritiden (Good 1968) sowie die sympathische Ophthalmie (Howes u. Aronson 1978).

Hier wäre es jetzt verführerisch, unter dem Gesichtspunkt der Selbsterkennung bzw. Selbstzerstörung eine neue Vorstellung vom kranken oder gesunden Immunsystem zu entwickeln. Die Sicherung der Identität wäre gesund und ausbleibende Sicherung oder gar der Angriff gegen das „selbst" wären krank – es wäre ein Rückgriff auf Überholtes. Die Nichterkennung des Fremden („Immuntoleranz"), sei es wie oben durch fetale Adaptation, oder sei es auf hereditärer Grundlage, muß durchaus nicht identisch mit „krank" sein. Als ein Beispiel zitiere ich die bei manchen Tieren häufigen, beim Menschen seltenen Chimären, Individuen, die sich aus individual-unterschiedlichen Geweben zusammensetzen (Owen 1945).

Ich kehre zum Ausgangspunkt zurück. Obwohl wir eine Fülle von Einzelbefunden überblicken, bleiben dies doch Steine, die zum großen Mosaik sich noch nicht fügen wollen; es fehlen ihrer noch immer zu viele. Ich kann nicht sehen, weder aus der Sicht des Systems noch von der immunologischen Funktion her, wie man heute eine kohärente Vorstellung zur Theorie des Pathischen dieses Systems entwickeln könnte.

Die alte französische Schule der Medizin (cit. nach Doerr u. Quadbeck 1973) spricht eingängig von der Gesundheit als dem „Schweigen der Organe". – Wie, wenn das Immunsystem bei Infektionen schwiege? Wäre dies gesund? Und umgekehrt: Wie, wenn ein doch sicher gesundes System wiederum zum

Schaden des Individuums heftig reagierte? Wäre dies krank? Da würde ich die Formulierung JANSENS (Jansen 1980) vorziehen, der Gesundheit als optimales personales Befinden definiert. Dies wäre als Ausgangsposition annehmbar, weil vom Immunsystem abgerückt wird und das Individuum als Ganzes in den Mittelpunkt gerät.

Literatur

Behring E v. (1893) Aufzählung und Classificirung der bisher bekannt gegebenen Methoden der Diphtherie-Immunisirung. In: Behring E v. Geschichte der Diphtherie. Thieme, Leipzig, S 148–163

Billingham RE, Brent L, Medawar PB (1953) Actively acquired tolerance of foreign cells. Nature 172:603–606

Burnet FM, Fenner F (1949) The production of antibodies. 2. Ed. Macmillan, Melbourne

Doerr W, Quadbeck G (1973) Allgemeine Pathologie. 2. Aufl. Springer, Berlin Heidelberg New York, S 6

Donaldson VH, Evans RR (1963) A biochemical abnormality in hereditary angio neurotic edema. Amer J Med 35:37–44

Dubos RJ (1950) Louis Pasteur, free lance of science. Little, Brown, Boston

Ehrlich P (1892) Ueber Immunität durch Vererbung und Säugung. Z Hyg Inf Kr 12:183–203

Good RA (1968) Diskussionsbemerkung zu: Unamue ER, Lerner RA, Dixon FJ: Experimental autoimmune glomerulonephritis (EAG) induced by antibodies to renal basement membrane. In: Miescher P, Grabar P (Hrsg.) Immunopathology, 5. Internationales Symposium. Schwabe, Basel, S 104–106

Howes EL, Aronson SB (1978) Uveitis. In: Samter MH (Hrsg.) Immunological diseases. 3. Ed. Vol. II. Little, Brown, Boston, S 1445–1447

Humphrey JH, White RG (1971) Kurzes Lehrbuch der Immunologie. Thieme, Stuttgart, S 1

Jansen HH (1980) Krankheitsbegriff. In: Becker V, Goerttler K, Jansen HH (Hrsg.) Konzepte der Theoretischen Pathologie. Springer, Berlin Heidelberg New York, S 25

Owen RD (1945) Immunogenetic consequences of vascular anastomoses between bovine twins. Science 102:400

Pfeiffer R, Issaeff (1894) Ueber die specifische Bedeutung der Choleraimmunität. Z Hyg Inf Kr 17:355–400

Pirquet C Frh. v., Schick B (1905) Die Serumkrankheit. F. Deuticke, Leipzig Wien

Porter DD, Larsen EA, Porter HG (1969) The pathogenesis of Aleütian disease of mink. I. In vivo replication and the host antibody response to viral antigen. J Exp Med 130:575–589

Portier P, Richet CH (1902) De l'action anaphylactique de certains venins. Bull de la Soc di Biol 54:170–172

Sarre H (1976) Akute diffuse Glomerulonephritis (Aetiologie, Immunpathologie und Pathophysiologie) In: Sarre H Nierenkrankheiten, Thieme, Stuttgart S 251–267

Talal N, Steinberg AD (1974) The pathogenesis of autoimmunity in New Zealand black mice. 6. Immune complex nephritis and antibodies to nucleic acids. Curr Top Microbiol Immunol 64:90–91

Westphal O (1977) Die Bedeutung der Immunologie für den Menschen – Eingriff u. Wandel. Naturwissenschaften 64:216–218

Nachwort

W. Doerr

Die vorstehenden Beiträge haben ihre „Geschichte". Auf der Jahrestagung der Deutschen Gesellschaft für Pathologie, Kiel 1975, haben JOHANNES LINZBACH und W. DOERR wieder einmal über den „gleichen" Gegenstand, diesmal das Altern, referiert. Beide hatten natürlich das Problem aus der Sicht jeweils der eigenen Arbeiten angegangen und unter den verschiedensten Bedingungen, jeweils mehrfach und an den verschiedensten Orten dargestellt.

Am 18. Januar 1980 sprach HANS LINZBACH auf einem Göttinger Symposion über „Altern als Folge der Polypathie", ich selbst hatte am 11. Oktober 1979 in Bad Mergentheim, am 8. November 1979 in Lübeck, am 17. November 1979 in Berlin über die Frage vorgetragen „ob Altern eine Krankheit sei". Beim Anhören der LINZBACHschen Vorlesung war mir klar geworden, daß beide Auffassungen, die sowohl divergieren als aber auch einander ergänzen, *gemeinsam* veröffentlicht werden müßten. Der hier vorliegende Text entspricht der letzten Fassung meines Manuskriptes, vorgetragen in Ulm, am 25. Oktober 1980.

Auf dem Göttinger Symposion (18. Januar 1980) – zu Ehren von HANS LINZBACH – sprach ich über „Heterochronie des Herzens". Die Ergebnisse dieser Arbeit wurden, insoweit sie auf zoologischen Tatsachen beruhen, durch meinen veterinär-pathologischen Mitarbeiter, Herrn Prof. WALTER HOFMANN, zusammengetragen. Ich habe ihm für jahrelange uneigennützige Hilfe herzlich zu danken.

Herr Prof. FRANZ SEITELBERGER, Wien, hatte inzwischen Kenntnis von dem Bändchen mit HEINRICH SCHIPPERGES „Was ist Theoretische Pathologie?", Berlin-Heidelberg-New York: Springer 1979, erhalten und mir – im Ductus eines Gedankenaustausches – sein Manuskript „Zur wissenschaftstheoretischen Position der Medizin" für *diese* Veröffentlichung zur Verfügung gestellt. Auch hier danke ich vielmals.

Die „neuen Beiträge" werden ergänzt durch einen Vortrag „Umrisse einer Krankheitslehre, anthropologische Aspekte", den ich auf der Promotionsfeier der Tierärztlichen Fakultät der Universität München am 29. Februar 1980 gehalten hatte. Er stellt die Fortführung einiger Gedanken dar, die erstmals in dem Buche von GADAMER und VOGLER (1972) geäußert worden waren.

Am 6. Oktober 1979 sprach Prof. KLAUS ROTHER auf unserer Tagung „Theoretische Pathologie" über die „Funktion des Immunsystems". Durch die große exogene Belastung, der K. ROTHER als Prorektor der RUPERTO-CAROLA ausgesetzt war, konnte das Manuskript erst jetzt in Druck genommen werden. Wir danken Prof. ROTHER herzlich, geben doch die verschlungenen Pfade der Responsibilität des Immunsystems einen guten Begriff von der Schwierigkeit einer THEORIA MORBI.

„Nehmt alles nur in allem", ein bunter Strauß sogenannter Miszellen, die aber doch alle irgendwie miteinander harmonieren. Inwieweit dies alles „Theoretische Pathologie" genannt werden kann oder soll, möge unerörtert bleiben. Diese Frage „sticht nicht", denn es wird kein Gegensatz zur konventionellen Pathologie gesehen. *Aber* die Beiträge als solche sind für den „gelernten" Pathologen ungewöhnlich und stellen ein „besinnliches Stück" unserer wissenschaftlichen Bemühungen dar.

Anhang

Abbildungen zu A. J. Linzbach: Altern als Folge der Polypathie am Beispiel des menschlichen Herzens

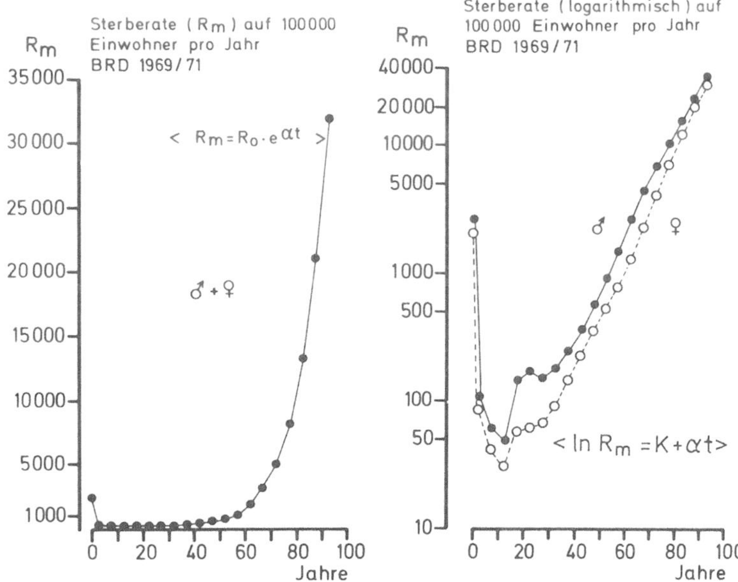

Abb. 1: Sterberate (Gompertz). *Links:* Ordinate und Abszisse linear. *Rechts:* Ordinate logarithmisch, Abszisse linear. Vom 30. Lebensjahr an liegen die Werte auf einer Geraden (Werte aus: „Das Gesundheitswesen der Bundesrepublik Deutschland“, Band 5, 1974)

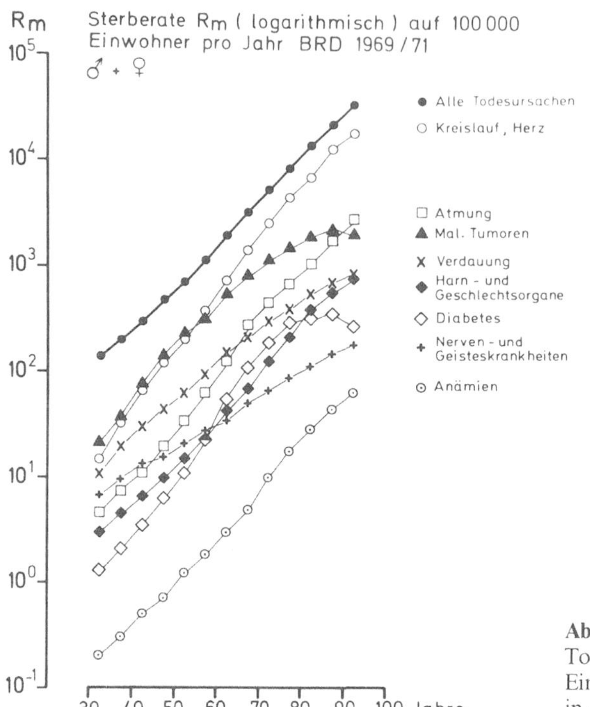

Abb. 2. Sterberaten für verschiedene Todesursachen (logarithmische Einteilung der Ordinate) in Abhängigkeit vom Lebensalter

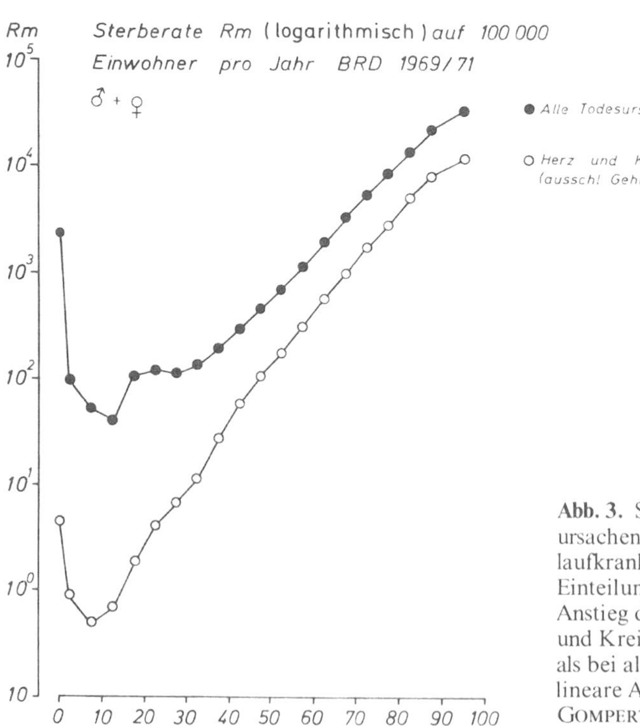

Abb. 3. Sterberaten für alle Todesursachen und für Herz- und Kreislaufkrankheiten bei logarithmischer Einteilung der Ordinate. Der Anstieg der Sterberate bei Herz- und Kreislaufkrankheiten ist steiler als bei allen Todesursachen. Der lineare Anstieg im Sinne der GOMPERTZ-Gleichung beginnt bereits mit 10 Jahren

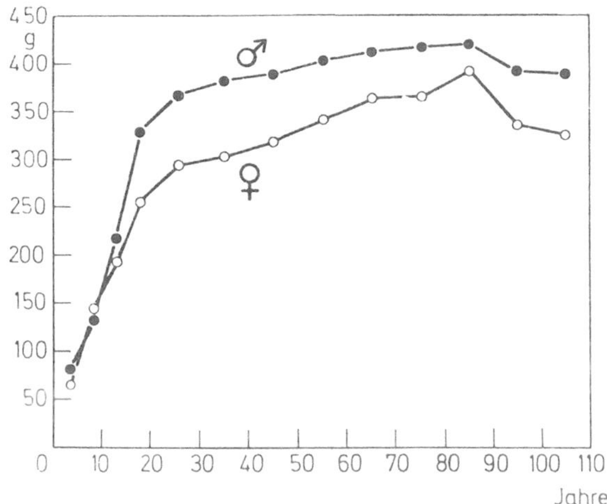

Abb. 4. Mittleres Herzgewicht in Gramm (*Ordinate*) und Lebensalter in Jahren (*Abszisse*). 3951 Männer, 3161 Frauen. Altersklassen über 91 Jahre: 190 Männer, 328 Frauen

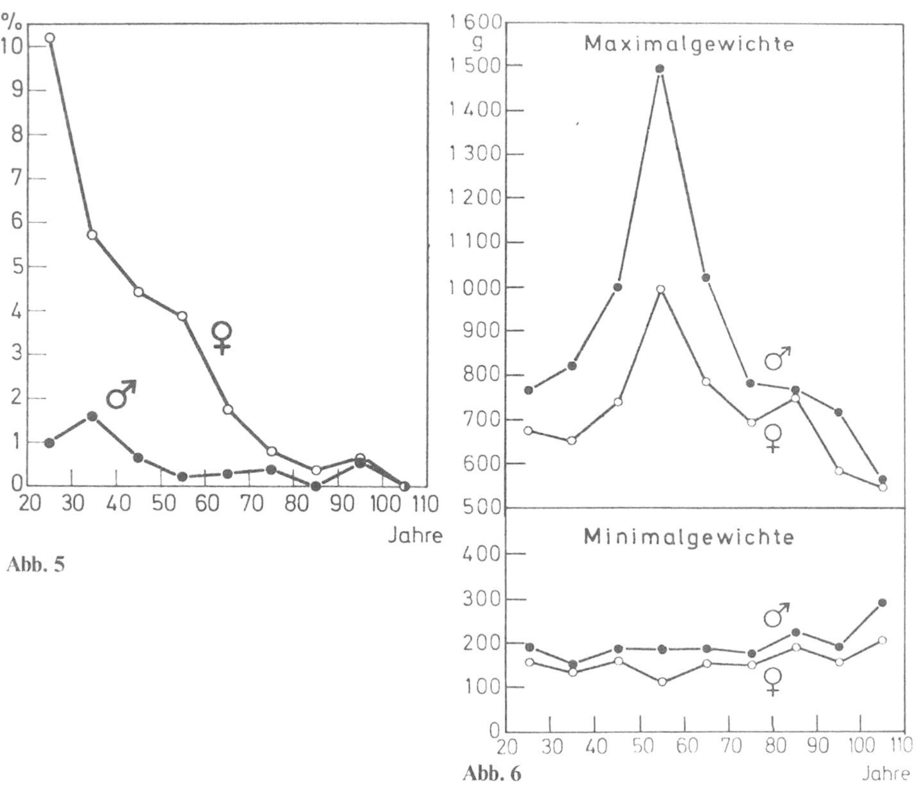

Abb. 5

Abb. 6

Abb. 5. *Ordinate:* Abnahme atrophischer Herzgewichte unter 200 g in Prozent der Fälle. *Abszisse:* Lebensalter in Jahren

Abb. 6. *Ordinate:* Maximal- und Minimalgewichte des Herzens in Gramm. *Abszisse:* Lebensalter

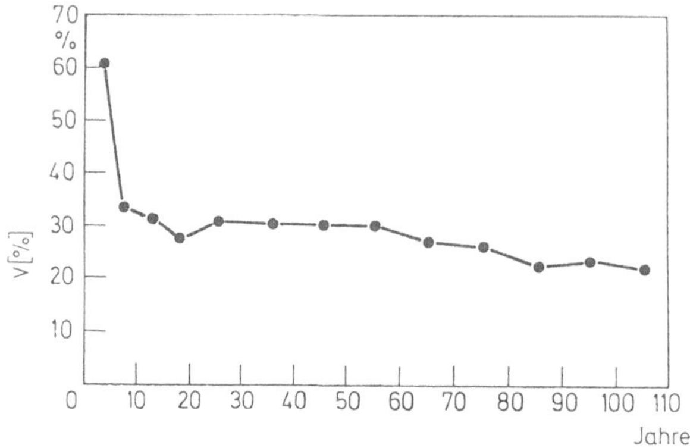

Abb. 7. Abnahme der Variabilität der Herzgewichte mit zunehmendem Lebensalter, zusammengefaßt für Männer und Frauen. *Ordinate:* PEARSONscher Variabilitätskoeffizient=v[%]. *Abszisse:* Lebensalter

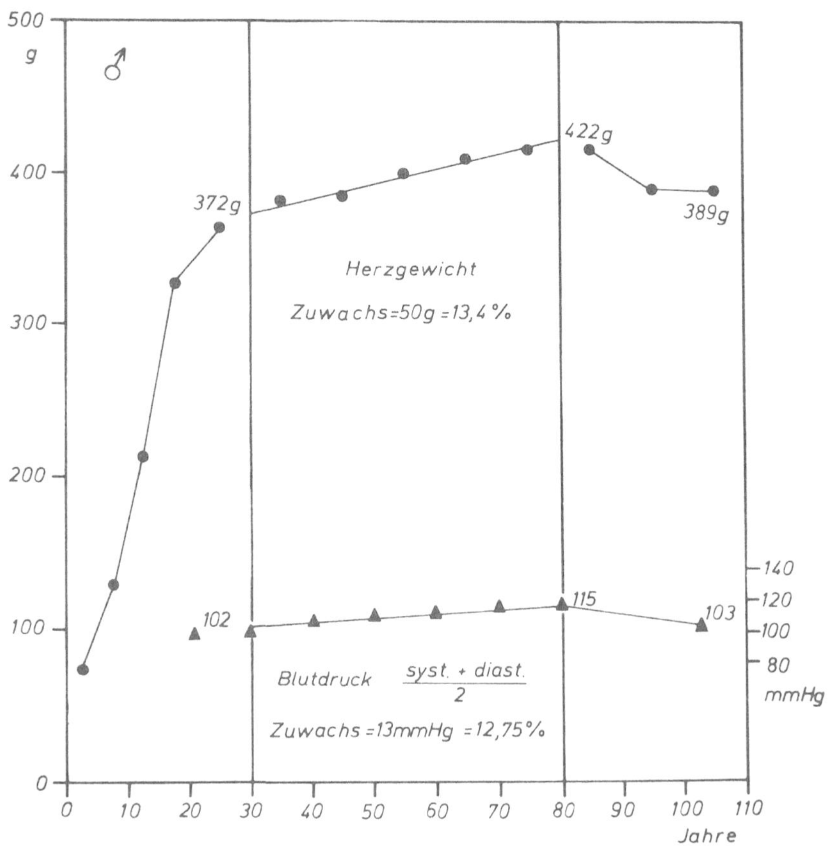

a

Abb. 8 a u. b. Vergleichende Darstellung der Zunahme des mittleren Herzgewichts und des mittleren arteriellen Blutdrucks zwischen dem 30. und 80. Lebensjahr bei Männern (**a**) und bei Frauen (**b**), gestrichelt in b: Herzgewichte der Männer zum Vergleich. Den Blutdruckwerten liegen Messungen an 52 744 Männern und 58 344 Frauen des National Center for Health Statistics, Series 11, Nr. 4, 1964, zugrunde. Verminderung des mittleren Herzgewichts und des mittleren Blutdrucks bei Hochbetagten. Mittlere Blutdruckwerte der Hochbetagten von FRANKE (1976) an 118 über 100jährigen

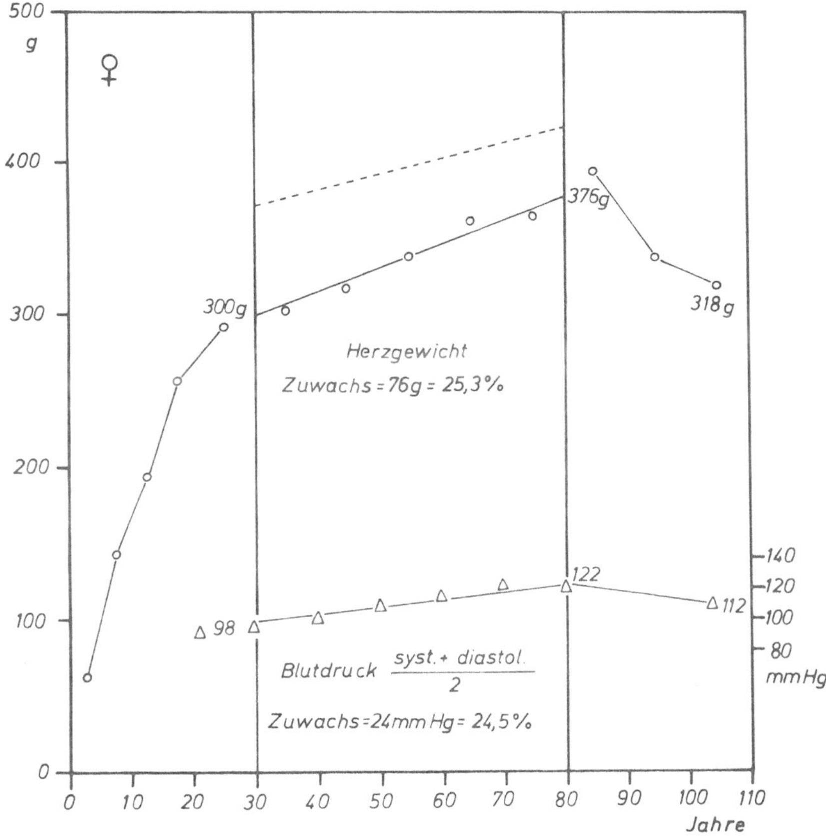

Abb. 8 b

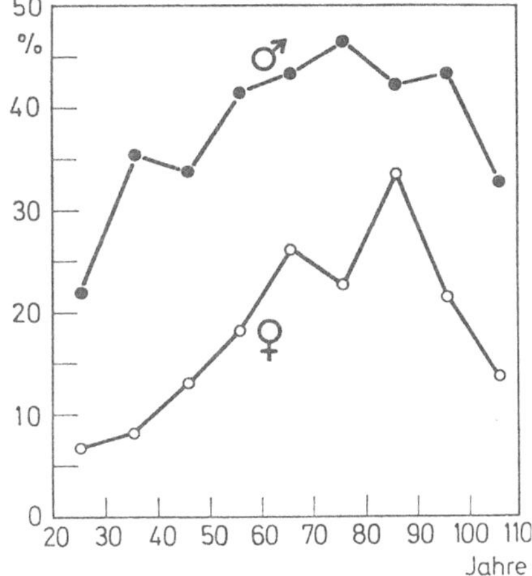

Abb. 9. Herzhypertrophie und Lebensalter. *Ordinate:* Anzahl der Herzen mit Gewichten über 400 g in Prozent der Fälle. *Abszisse:* Lebensalter

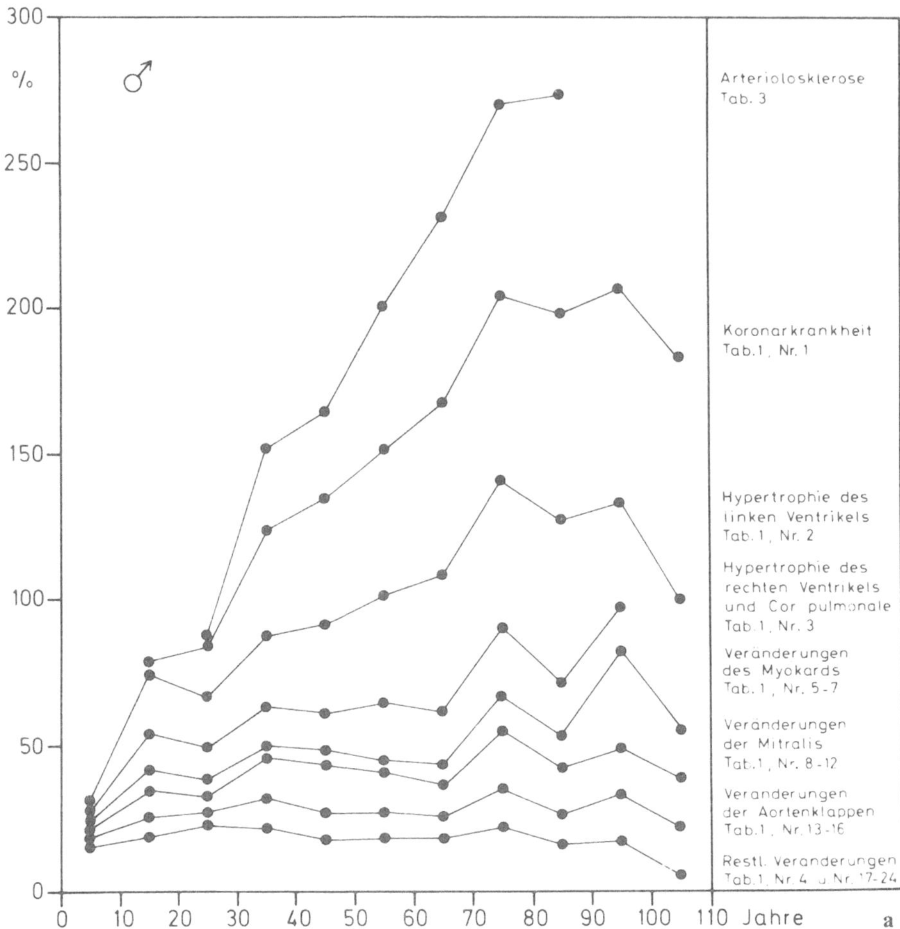

Abb. 10 a u. b. Summation der Häufigkeiten der krankhaften Veränderungen in Prozent der Fälle an (**a**) 4034 männlichen und (**b**) 3171 weiblichen Herzen. *Abszisse:* Lebensalter in Jahren

300
%
♀
250
200
150
100
50
0
0 10 20 30 40 50 60 70 80 90 100 110 Jahre
Arteriolosklerose Tab. 3
Koronarkrankheit Tab. 2, Nr. 1
Hypertrophie des linken Ventrikels Tab. 2, Nr. 2
Hypertrophie des rechten Ventrikels und Cor pulmonale Tab. 2, Nr. 3
Veränderungen des Myokards Tab. 2, Nr. 5-7
Veränderungen der Mitralis Tab. 2, Nr. 8-12
Veränderungen der Aortenklappen Tab. 2, Nr. 13-16
Restliche Veränderungen Tab. 2, Nr. 4 und Nr. 17-24

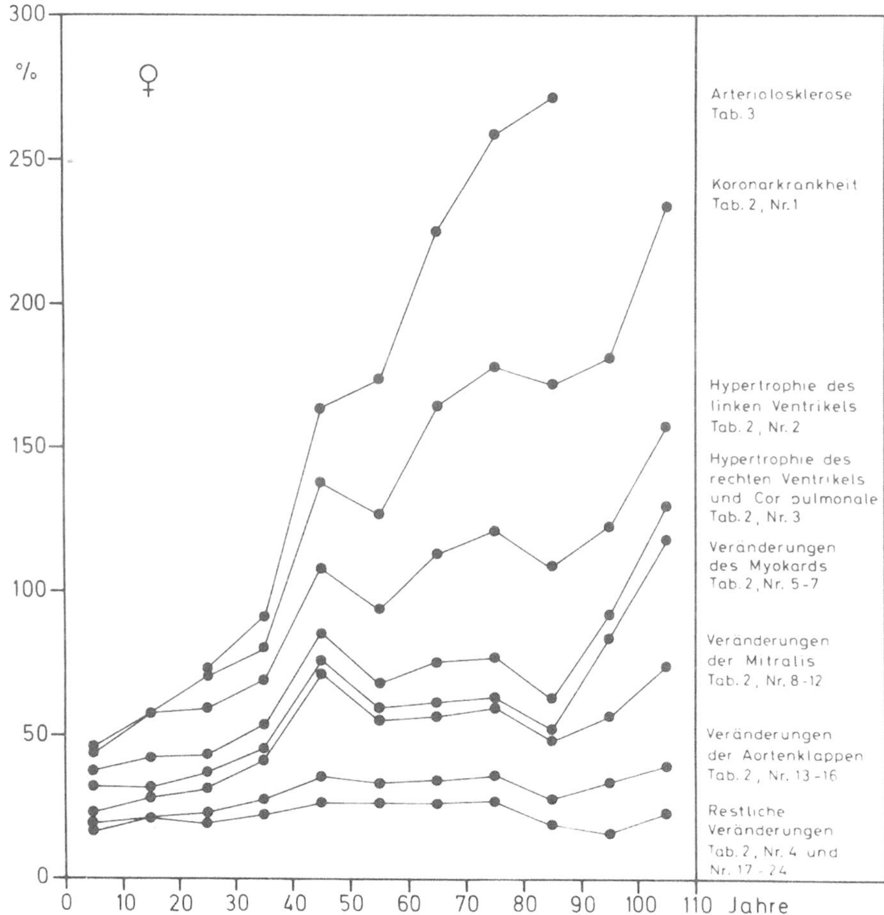

Abb. 10 b

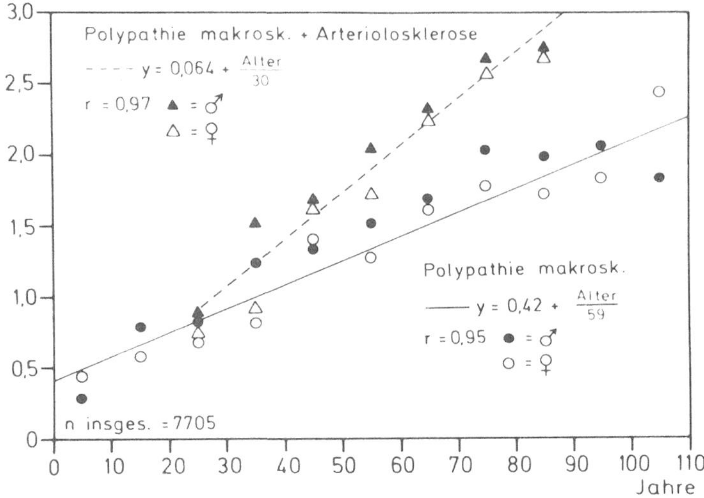

Abb. 11. Die Polypathie des Herzens. *Ordinate:* Anzahl der Veränderungen pro Herz. *Abszisse:* Lebensalter in Jahren. Die untere ausgezogene Regressionsgerade für die makroskopischen Veränderungen gilt zugleich für Männer (●) und Frauen (○). Unter Einbeziehung der Arteriolosklerose ergibt sich die obere Regressionsgerade, für Männer (▲) und Frauen (△)

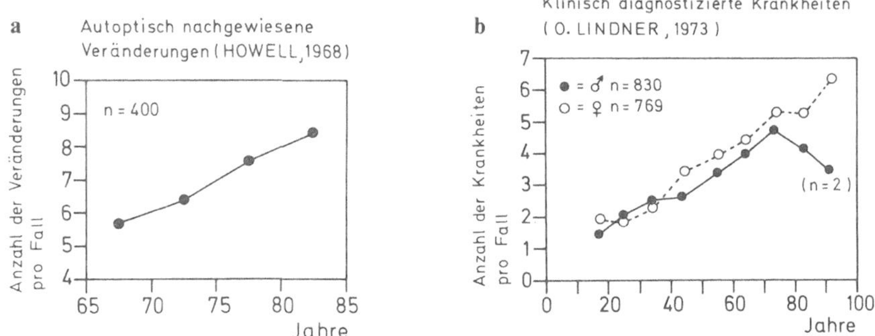

Abb. 12 a u. b. *Ordinate:* Lineare Zunahme der gleichzeitig nachweisbaren krankhaften Veränderungen des gesamten Organismus (**a**) bei 400 Obduktionen (HOWELL 1968) und (**b**) klinisch diagnostizierten Krankheiten pro Fall (LINDNER 1973). Anzahl der Fälle über 80 Jahre gering, besonders bei Männern. *Abszisse:* Lebensalter

Abbildungen zu W. Doerr und W. Hofmann: Heterochronie des menschlichen Herzens als Gestaltungsfaktor bestimmter Todeskrankheiten

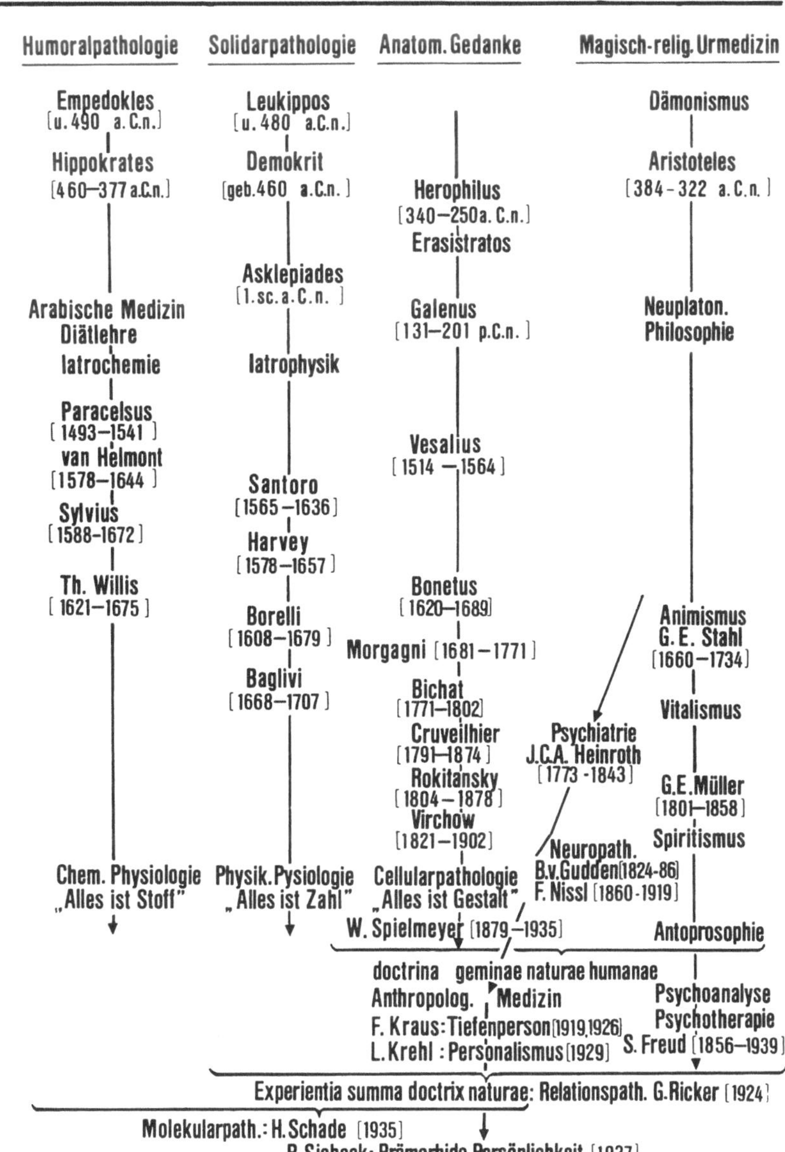

Abb. 1. Entwicklungszüge der anthropologischen Pathologie

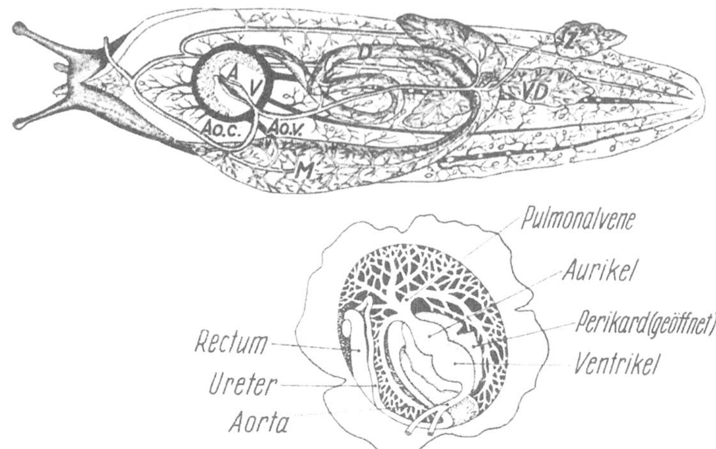

Abb. 2. Herzwertiger Kontraktionswulst der Limax-Schnecke mit Vorhof- und Kammeranlage. Einzelheiten bei DOERR 1970, S. 292

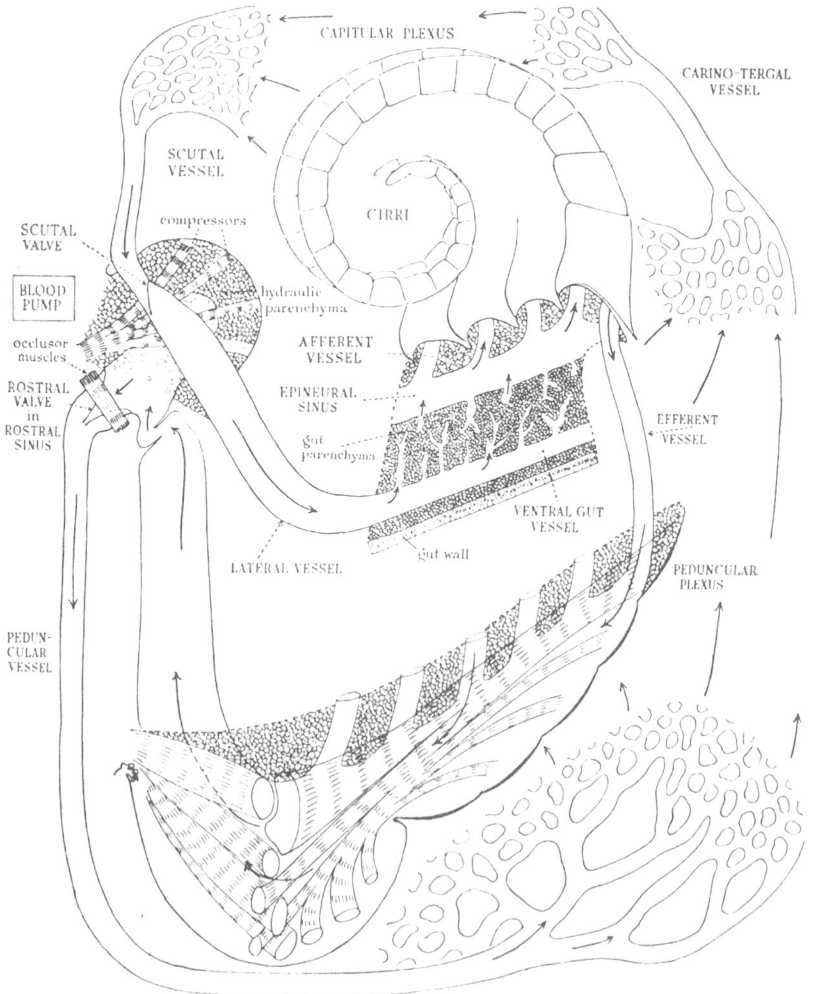

Abb. 3. Schema des Kreislaufes der Muschel Lithotrya; „offener" Kreislauf, hinlänglich „ge-

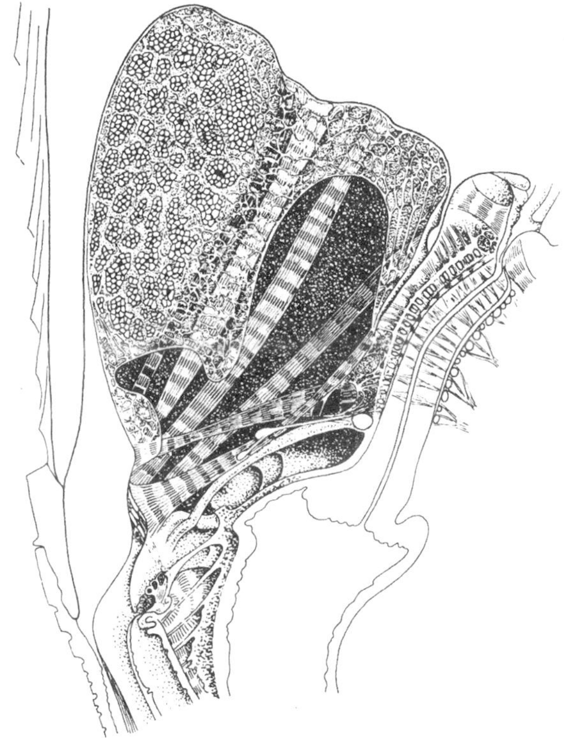

Abb. 4. Lithotrya, herzwertiger Blutsack, quergestreifte Muskelfasern; Einzelheiten bei DOERR 1970, S. 293

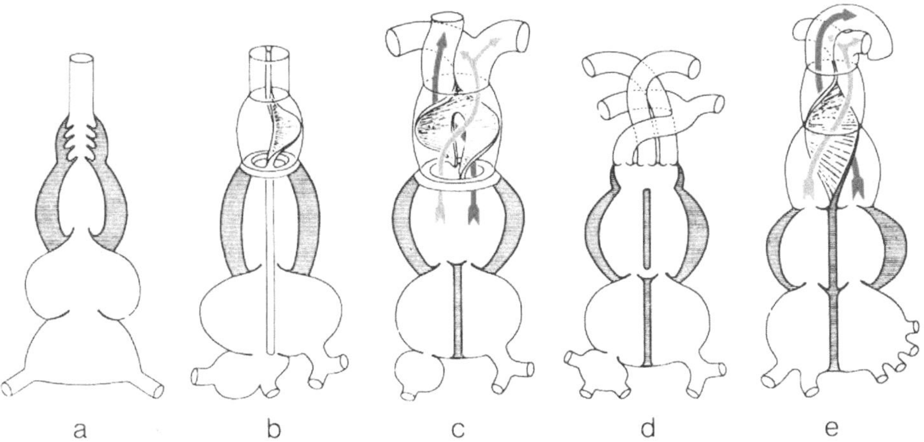

Abb. 5 a–e. Idealisierte Hauptformen der Herzen der Wirbeltierreihe; **a** Fischherz; keine Torsion, keine Septation; **b** Herz der Lungenfische; beginnende arterielle Torsion; **c** Herz einer hypothetischen Zwischenform zwischen Amphibien- und Reptilienherz; unvollkommene Scheidewandbildung; **d** Schema des Reptilienherzens; starke Torsion; **e** Schema des Lungenherzens mit voller Atmungskapazität (Vögel, Säuger). Nach DOERR 1950

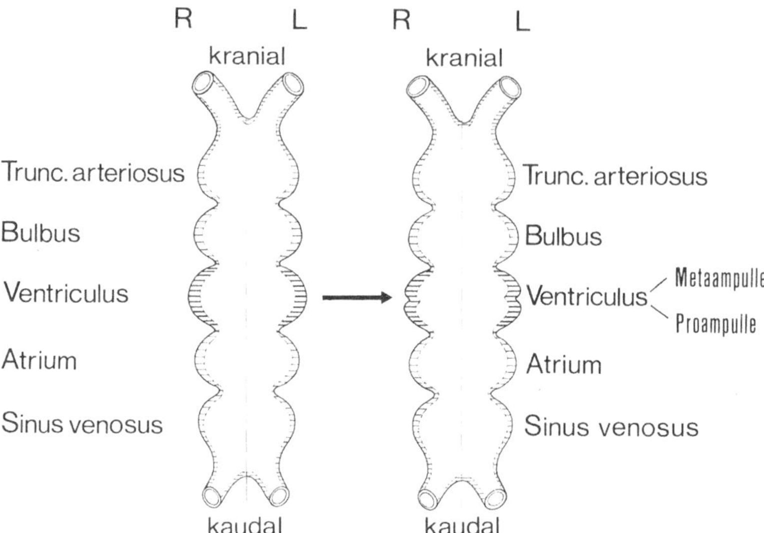

Abb. 6. Schema des grunsätzlichen Baues des Wirbeltierherzens: metamerale und antimerale Gliederung

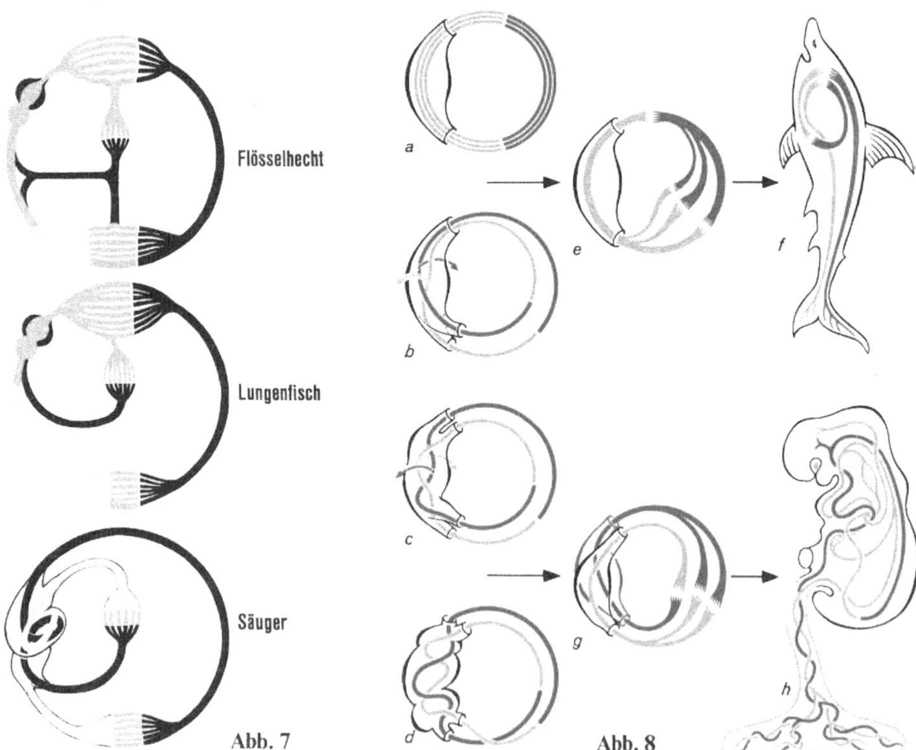

Abb. 7. Schema der progressiven Komplikation der Führung des „sauerstoffabgebenden" und „sauerstoffaufnehmenden" Blutkreislaufes. Nach H. HEINE 1974

Abb. 8. Schema der Blutstromführung im Wirbeltierkörper nach KL. GOERTTLER (1958), Erklärung bei DOERR 1970, S. 214. Energieaufnehmende und energieabgebende Partialkreisläufe (rot, blau) sind danach schon immer als Sondereinrichtungen vorhanden. Die technische Komplikation kommt durch die Spiralisierung zustande; jene hängt „irgendwie" mit der Entwicklung der Lungenatmung zusammen

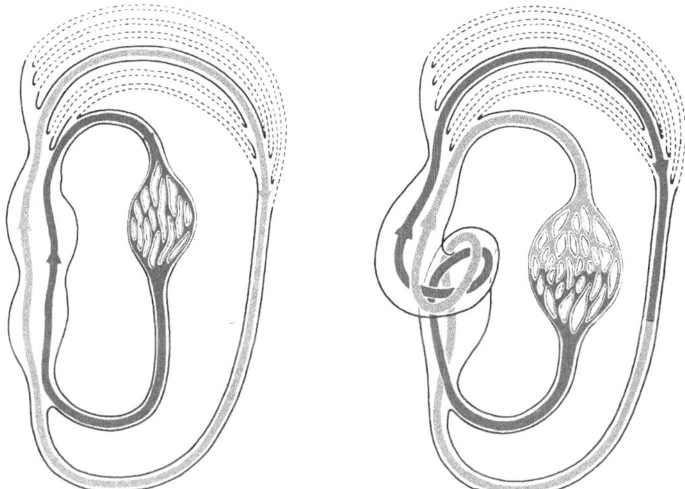

Abb. 9. „Phylogenetisches Prinzip“ (DOERR 1967); sobald das gestreckte Herz zur Schleife abgefaltet wird, tritt eine Spiralisierung der Blutstromfäden ein. Hierdurch werden energie(sauerstoff)aufnehmender und energie(sauerstoff)abgebender Kreislauf *hinter*- und *wechsel*-geschaltet

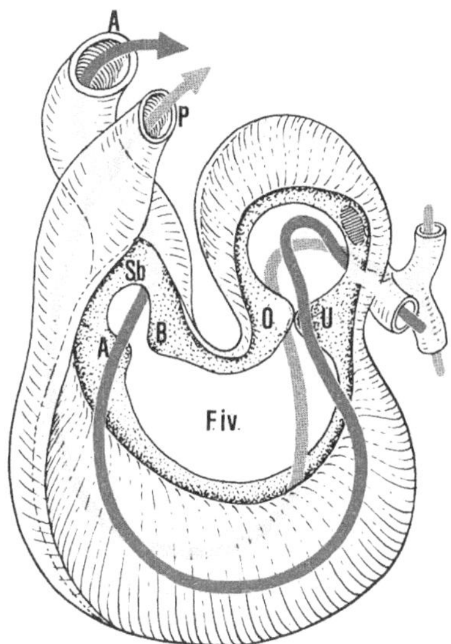

Abb. 10. Schema des embryonalen menschlichen Herzens, 23.–24. Tag der intrauterinen Entwicklung, Ansicht von links. Der arterielle Ausströmungsteil macht eine komplizierte Bewegung, und zwar von rechts nach links, d. h. aus dem Bereich *hinter* der Bildebene in den *in* der und *vor* der Bildebene = vektorielle Bulbusdrehung, W. DOERR 1952, cf. CHUAQUI 1979

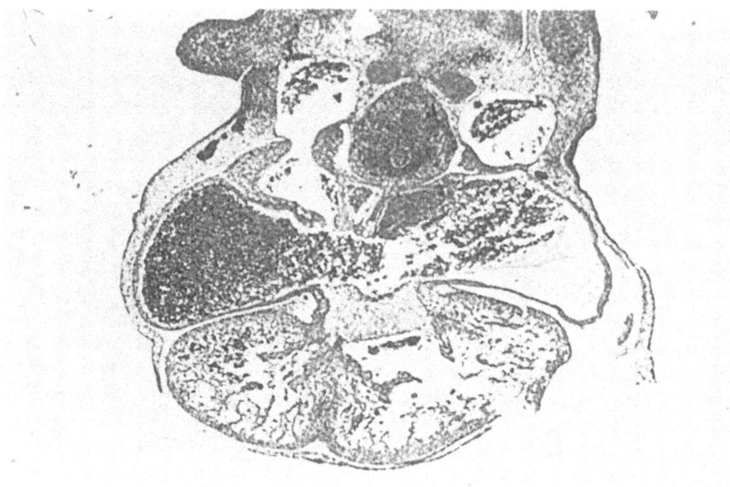

Abb. 11. Frontalschnitt durch einen menschlichen Keimling, 20. Tag der Entwicklung. In Präparatmitte das Hauptendokardkissen der AV-Ebene, von hier aus nach links oben die Bulbusanlage. Photogramm. Vergrößerung 1:20

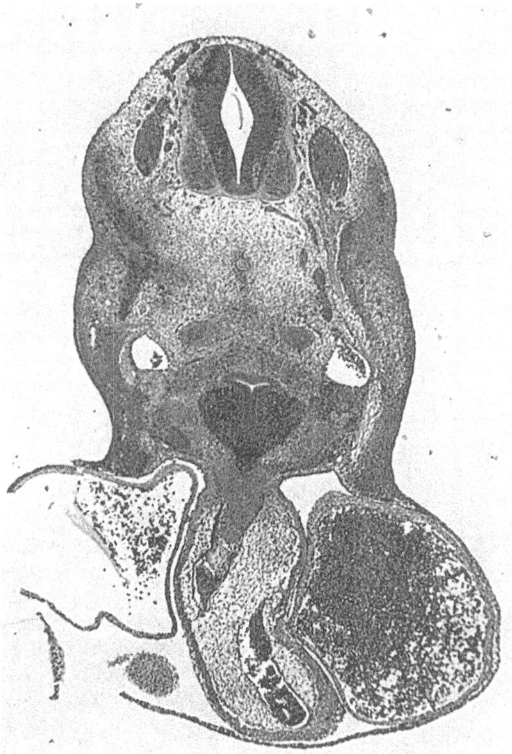

Abb. 12. Frontalschnitt durch den menschlichen Bulbus cordis, Ansicht von ventral, 28. Tag der Entwicklung. Bulbus in Bildmitte unten, Medullarrohr in Bildmitte oben. Zwischen Medullar- und Bulbusanlage die sogenannte Vorderarmregion. Wichtig: Der Bulbus cordis hat eine Bajonetteform. Photogramm. Vergrößerung 1:60

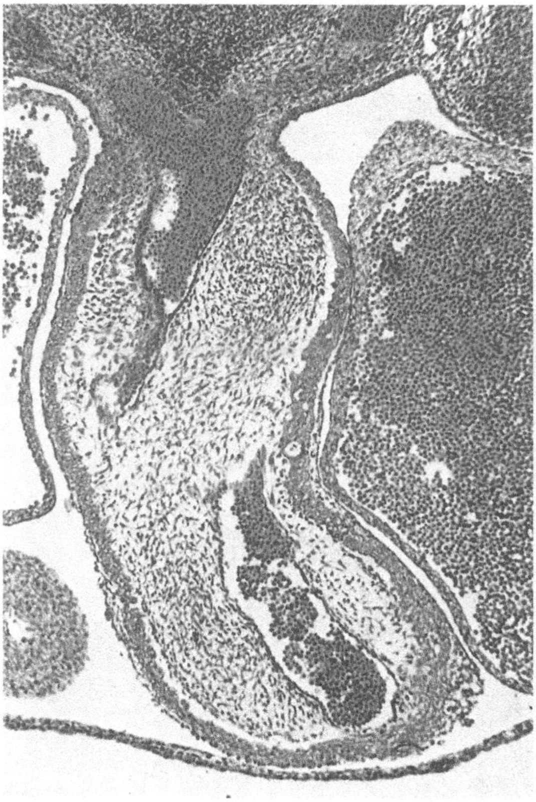

Abb. 13 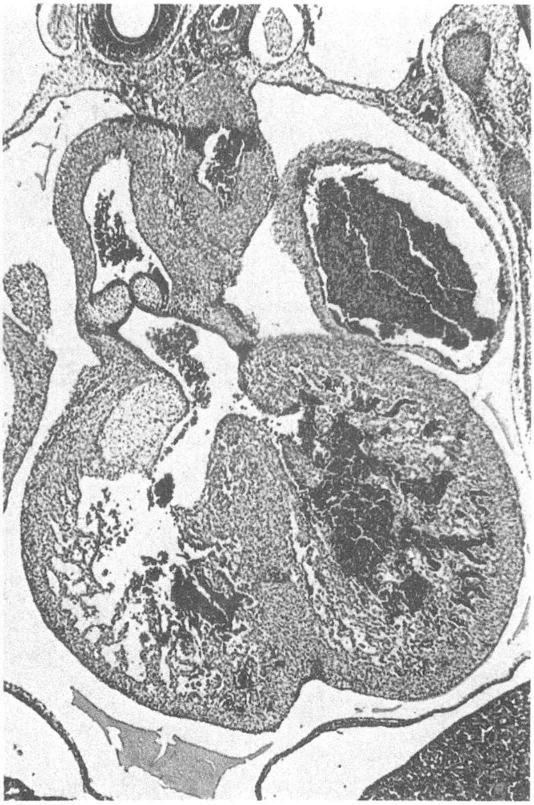 **Abb. 14**

Abb. 13. Detail aus Abb. 12. Mesenchymreiche Bulbusseptumleisten. Photogramm. Vergrößerung (etwa) 1:125

Abb. 14. Frontalschnitt durch das Herz eines menschlichen Keimlings, 28.–34. Tag der Entwicklung (wahrscheinlich 32. Tag!). Der Bulbus „reitet" über dem noch unvollkommenen Septum interventriculare. Das helle Mesenchym entspricht den distalen Bulbuswülsten am Trunceingang und dem großen vorderen proximalen Bulbuswulst (A, der Autoren)

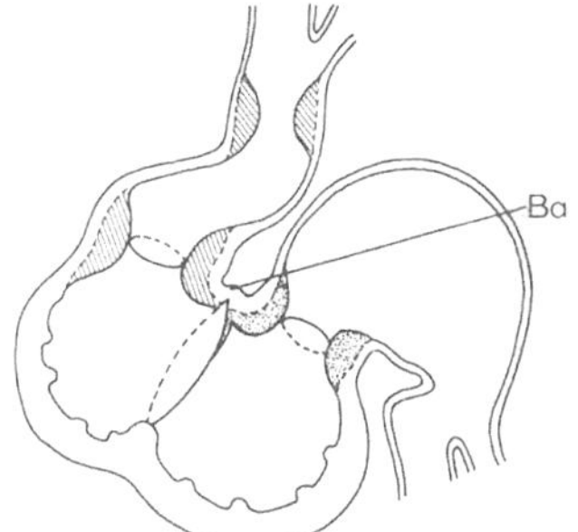

Abb. 15. Schema der Aufeinanderfolge der einzelnen Herzabschnitte etwa zur Zeit des 28. Tages der Embryonalentwicklung, nach PERNKOPF und WIRTINGER (1933), verändert. *Cave:* Aus den hintereinander gelegenen Anteilen der Kammeranlage (Pro- und Meta-Ampulle) werden rechter und linker Ventrikel. Genauer: Die an den Ohrkanal anschließende Proampulle wird die definitive rechte Kammer, die der Proampulle *nach*geschaltete Metaampulle wird die definitive linke Kammer (mit kleinen territorialen Einschränkungen; cf. Abb. 23). *Ba* = Bulboaurikularsporn

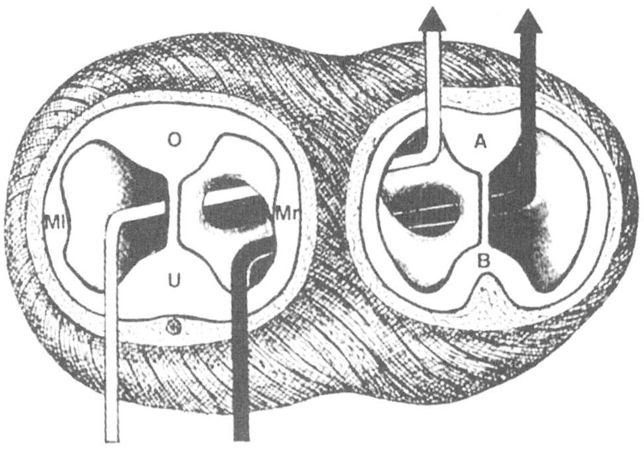

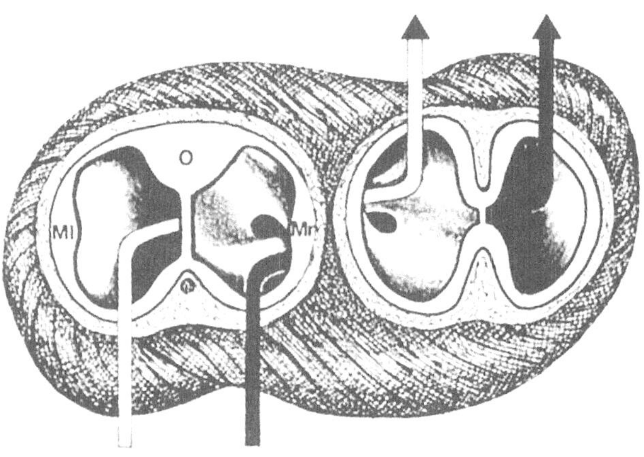

Abb. 16. Schema der AV- und Ventriculobulbar-Grenze eines embryonalen menschlichen Herzens in der Ansicht von kranial; Vorhof- sowie Bulbusstrunkus-Anlage sind abgetragen. Nach PERNKOPF und WIRTINGER, verändert. U und O sind die Hauptendokardkissen am Ostium atrioventriculare, A und B die proximalen Bulbuswülste. Das obere Schema entspricht dem früheren Stadium; das untere markiert die Verhältnisse unmittelbar vor dem Start zur vektoriellen Bulbusdrehung. Die prospektiven Septumleisten U-A sowie O-B sind eingetragen (obwohl in Wirklichkeit jetzt noch nicht zu sehen), um die jetzt gleich in Szene gehende Materialbewegung verständlich zu machen

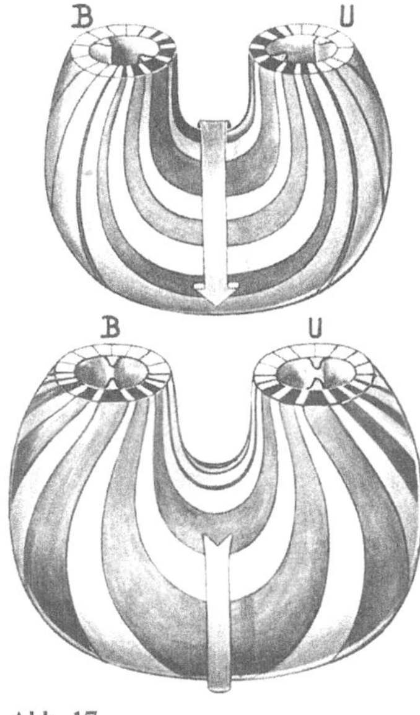

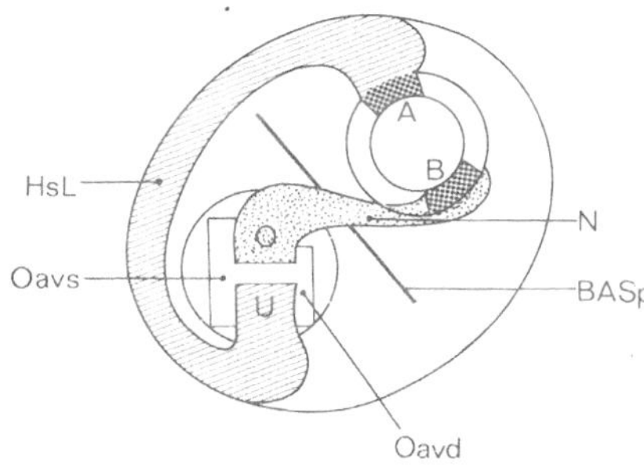

Abb. 17

Abb. 18

Abb. 17. Pernkopf und Wirtinger (1933) markierten aus Gründen der *Phoronomie,* d. h. der Kenntlichmachung der sich bewegenden Bausteineinheiten das Schema der Abb. 16 in der Ansicht von ventral. Die farbigen Streifen geben einen Eindruck von der ungeheuren Materialbewegung. Dabei sollte man sich nicht vorstellen, daß eine Rotation als solche statthat, sondern daß die Bausteine (des Myo-Epikardmantels) wachsen oder nicht wachsen, wodurch der gleiche Effekt erzielt wird

Abb. 18. Schema der Primitiveinrichtungen der Entwicklungsstadien eines Herzens der Abb. 16 und 17. Ansicht von kranial. Die Vorhof- und die Bulbotrunkusanlage sind abgetragen. Ein solches Herz steht im Begriffe, die „Wanderung" der „vekteriellen Bulbusdrehung" zu absolvieren; 28. Tag der Embryonalentwicklung; *A* und *B* = proximale Bulbuswülste; *O* und *U* = Hauptendokardkissen; *Oavs* = Ostium atrioventriculare sinistrum; *Oavd* = Ostium atrioventriculare dextrum; *Basp* = Bulboatrikularspornebene; *HSL* = Hauptseptumleiste; *N* = Nebenseptumleiste. *Cave:* Die *Ebenen* Basp und die durch die „Leisten" gelegten sind essentiell; sie zeigen, daß, was originär hintereinander, nachträglich nebeneinander zu liegen kommt. Bildhaft gesprochen: Wenn eine „Hand", die die Herzanlage von links umgreift und dort, wo HSL steht, das Herz festhält, ist ein „Ruhepunkt" markiert. Wenn eine „rechte Hand" von rechts her zugreifend die Gegend, wo „N" steht, nach links hinüberschiebt, entsteht ein Gebilde, dessen späterer linker Ventrikel aus der rechts etabliert gewesenen Metaampulle herrührt. Diese Vorgänge können biotechnisch nur dadurch realisiert werden, daß bestimmte Zonen des Myoepikardmantels schnell, andere gar nicht wachsen und wieder andere rarefiziert werden. Thomas Pexieder hat mehrfach auf diese Vorgänge hingewiesen (1975, 1976, 1977)

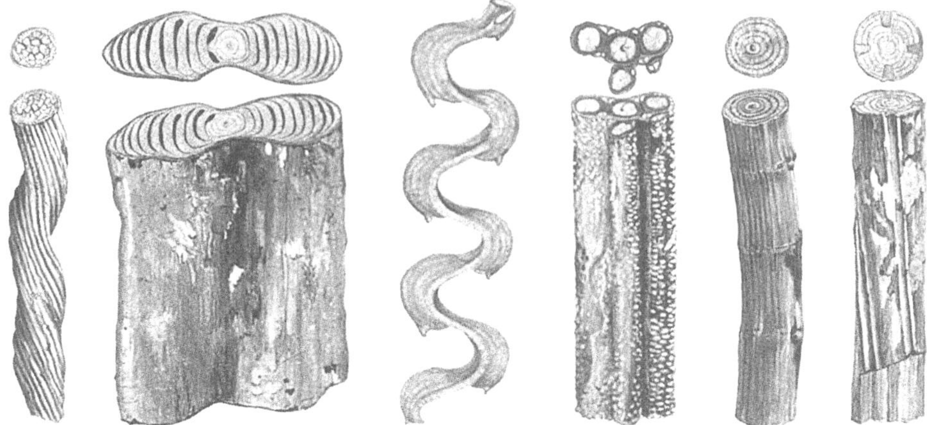

Abb. 19. Versuch der Veranschaulichung bestimmt-charakterisierbarer „Drehbewegungen" am Beispiel sogenannter Lianenhölzer. Der Vergleich der Querschnitte mit den Longitudinalaspekten macht klar: Es gibt eine Drehung, die von außen angreift und das Holz torquiert; es gibt aber auch eine „Drehung" die „von innen" her kommt, d. h. durch Wachstumsvorgänge des Holzes inszeniert wird

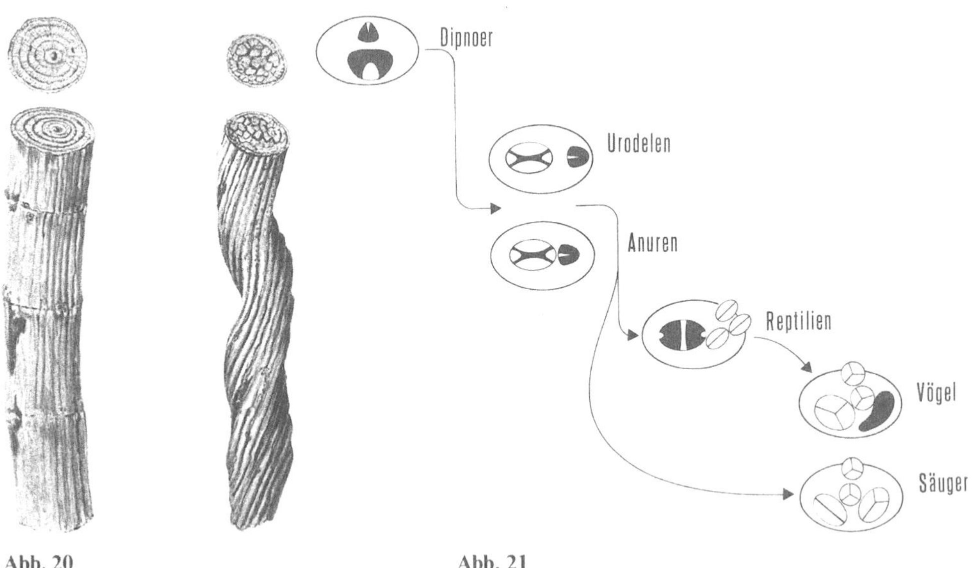

Abb. 20 Abb. 21

Abb. 20. Der Vergleich von *Doliocarpus* und *Stephania* macht klar, daß die Materialanalyse, d. h. die Prüfung des Verhaltens der Bausteineinheiten zu entscheiden erlaubt, ob ein „Formdrall" oder ein „Bewegungsdrall" vorlag. In der Ontogenese des menschlichen Herzens kann es sich nur um Struktureigentümlichkeiten (= Formdrall) handeln, in der Phylogenese mögen andere Bedingungen wirksam sein

Abb. 21. Schematische Darstellung der phylogenetisch determinierten Tatsache, daß der *rechte* Ventrikel überwiegend aus der *Proampulle*, der *linke* aus der *Metaampulle* besteht. Nach HEINE (1971), verändert

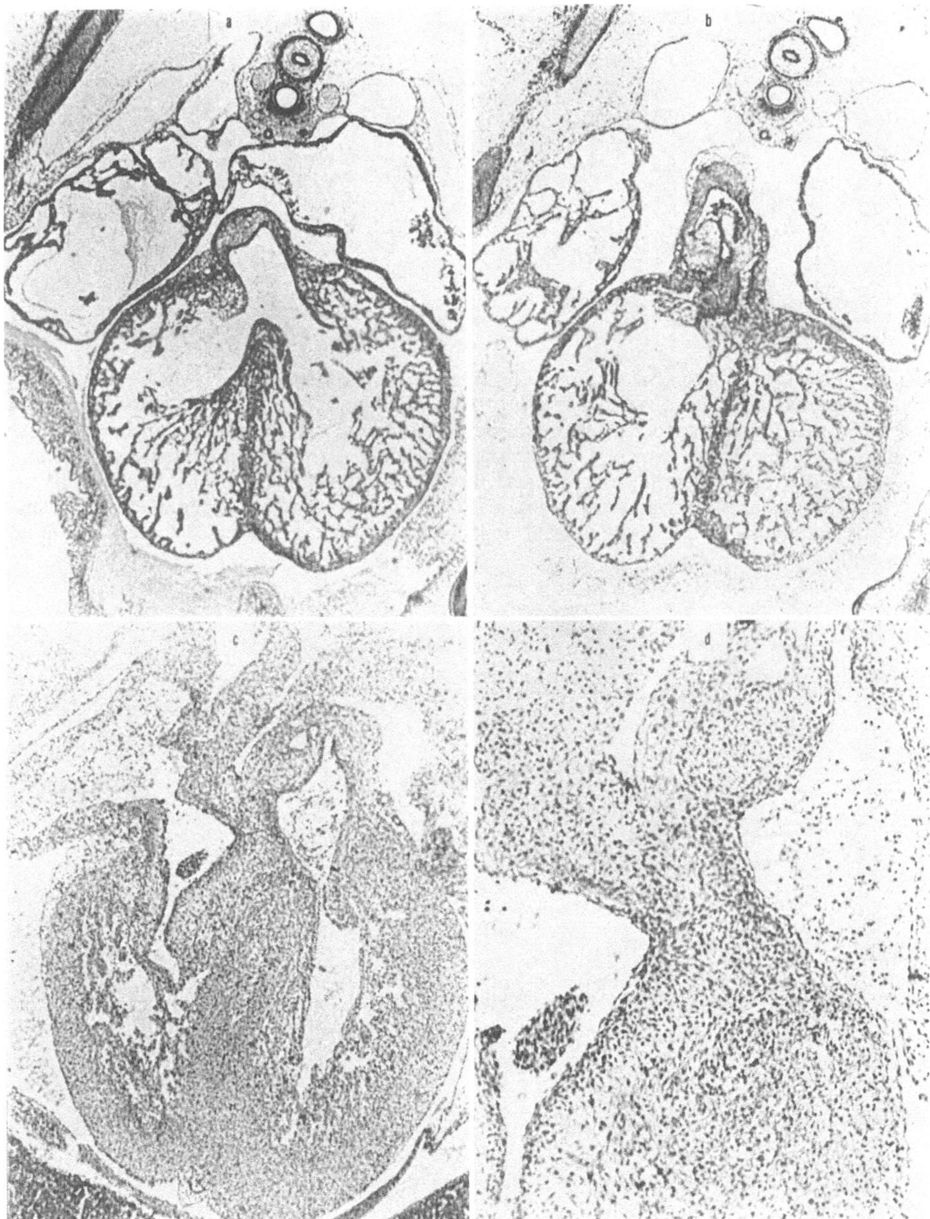

Abb. 22. Nebeneinanderstellung der *ontogenetischen* Ereignisabläufe bei der Entwicklung des menschlichen Herzens zwischen dem 28. und 34. Tage der Embryonalentwicklung. Die Metaampulle (linkes oberes Bild) wird von rechts (im Bilde *links*) nach links (im Bilde *rechts*; rechtes obers Teilbild) verlagert; gleichzeitig erfolgt die in Abb. 18 skizzierte „schraubige Schrumpfung“ (unteres Bild links). Endlich sieht man eine Nahtlinie im primitiven Septum interventriculare. Dies „Quadriga“ *beweist* die Existenz der vektoriellen Bulbusdrehung

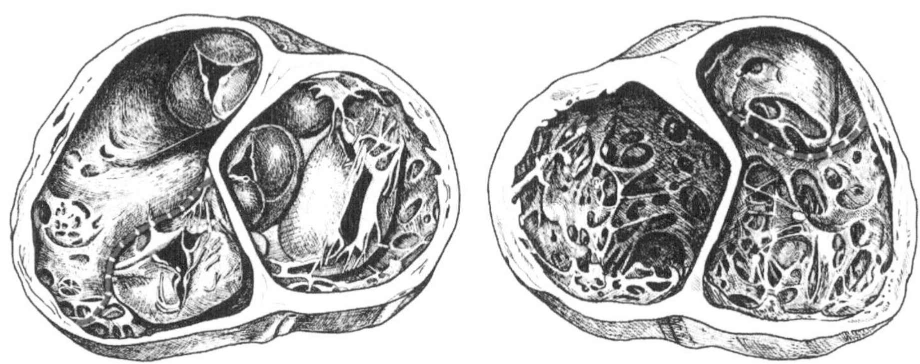

Abb. 23. Territoriale Abgrenzung der definitiven Ventrikeleinrichtungen nach ihrer „Herkunft". Schema nach PERNKOPF und WIRTINGER (loco citato S. 688 und 689) verändert. *Linkes Teilbild,* Ansicht von der Herzspitze aus in beide Kammern (die rechte Kammer liegt links, die linke Kammer rechts); *rechtes Teilbild,* Ansicht von der Atrioventrikularebene in Richtung Herzspitze (die rechte Kammer liegt rechts, die linke Kammer links). Im Bilde oben ist ventral, im Bilde unten ist dorsal. *Cave:* Alles, was dorsal der roten Markierung liegt, ist Proampulle = Paläomyokard; alles, was ventral liegt, ist Neomyokard (das ist vor allem der linke Ventrikel!)

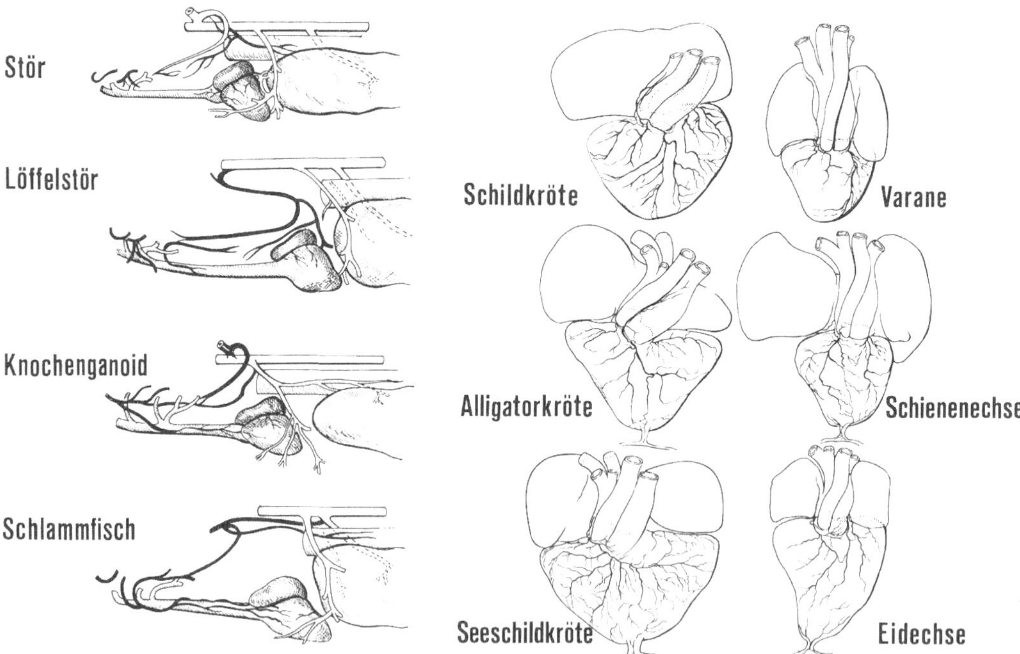

Abb. 24. Vergleichende Anatomie der Coronararterien. Zusätzliche Zubringer vorwiegend von kranial; nach DANFORTH 1916, verändert. Die Ursprünge liegen oft weit entfernt. Bei Kiemenatmern scheinen weite Anmarschwege der für den Herzmuskel bestimmten Arterien an der Tagesordnung

Abb. 25. Organisation der Coronararterien bei Reptilien. Indem die Kiemen verschwunden sind, rücken die Ursprünge der Coronararterien näher an den Motor heran. Zusammenstellung nach SPALTEHOLZ (1908), überarbeitet. Strauchartige Coronararterien. Auftreten sogenannte Herzspitzenbänder

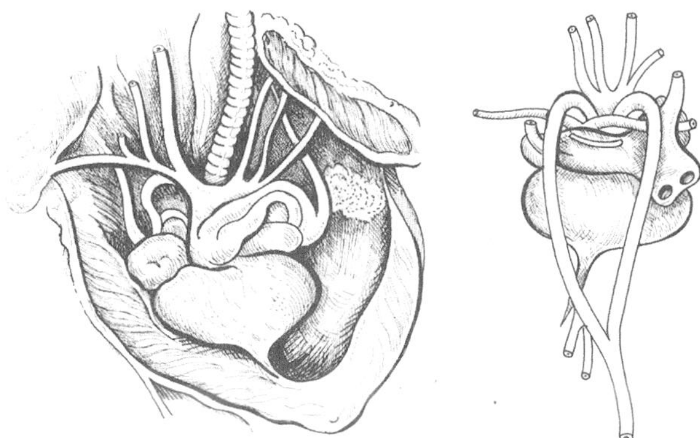

Abb. 26. Herzspitzenbänder bei Schildkröten; Herz von Chelonida longicollis; *links* in der Ansicht von ventral, *rechts* in der Ansicht von dorsal. Nach FABIAN 1914, verändert

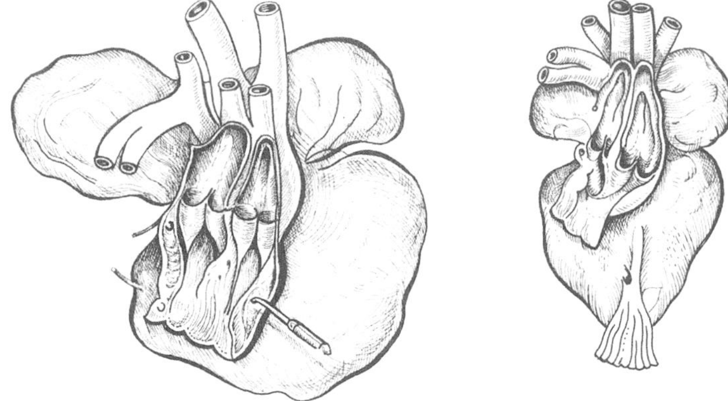

Abb. 27. Herzspitzenbänder bei der Geierschildkröte (*links* Makroclemmys Temminckii) und bei der Seeschildkröte (Chelonida viridis; *rechts*). Die Stärke des Herzspitzenbandes steht in keiner Relation zur Größe des Herzens (nach FABIAN 1914, verändert)

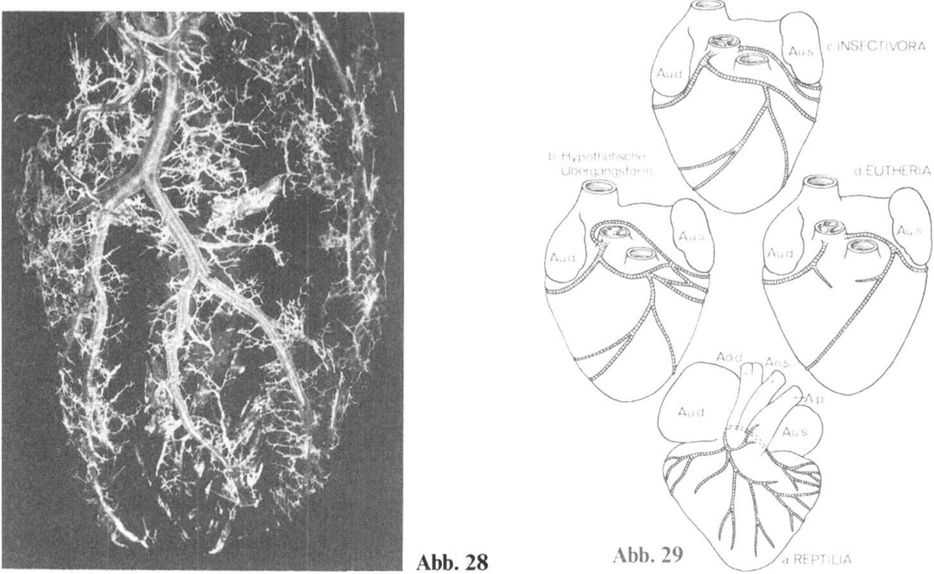

Abb. 28 Abb. 29

Abb. 28. Ausgußpräparat der Coronargefäße des Haushuhnes durch Technovit, Sammlung W. HOFMANN. Großkalibrige extramurale, üppig verzweigte Coronararterienstämme. Die Herzspitze scheint besonders gut versorgt zu sein

Abb. 29. Schema der phylogenetischen Entwicklung der Coronararterien nach H. HEINE (1971). Der Mensch wird angeschlossen an die hypothetische Übergangsform (*in Bildmitte, links*). Die Coronaria dextra ist einheitlich gebaut, die Coronaria sinistra besteht aus drei Compartimenten. Sie ist ein Flickwerk. Der menschliche Typus der Coronararterienversorgung ist primitiv; er entspricht der konservativen Eutherienform

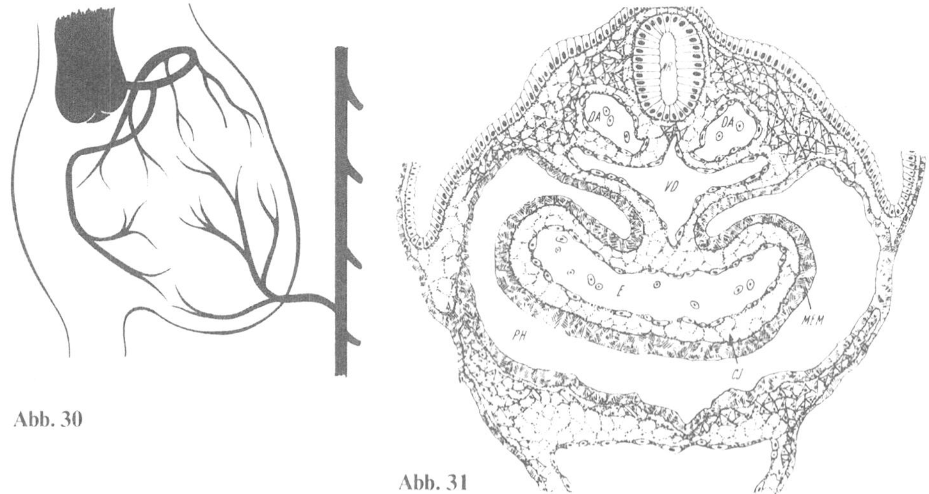

Abb. 30 Abb. 31

Abb. 30. Rezente menschliche Mißbildung; 12j. Mädchen, Herzspitzenband mit Arteria interventricularis anterior aus der Arteria mammarica interna sinistra. Atavistische Reminiszenz. Nach ROBICSEK et al. 1967

Abb. 31. Schema eines Frontalschnittes durch einen menschlichen Keimling von 12 Ursegmenten. Geschlossene, unpaare Herzanlage. NR Neuralrohr, VD Vorderarm, PH Pericardhöhle, E Endothelherz, MEM Myoepikardmantel, CJ cardiac jelly, DA dorsale Aorta. *Cave:* Zwischen Herzanlage und Vorderarm *Mesocardium dorsale* (nach DOERR 1970)

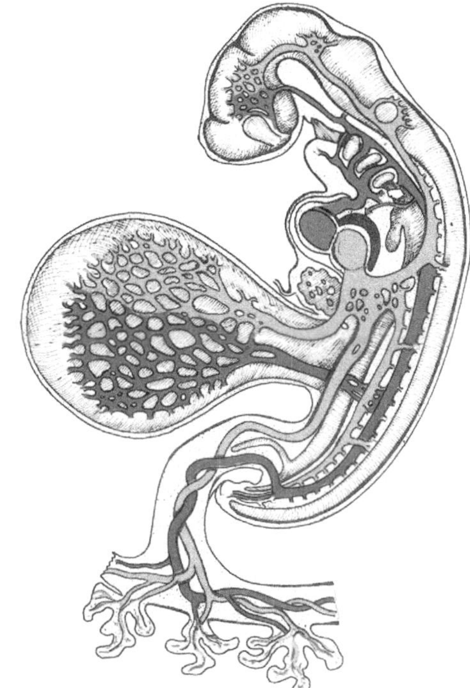

Abb. 32. Mesocardium dorsale mit dem „4. Zubringer" zum embryonalen Herzen. *Cave:* Hinter der Anlage des Herzens sichelförmiges Herzgekröse (schwarz); in der Gekröseplatte, herankommend aus den hypobranchialen Gefäßen, ein kleiner Arterienstamm, der auf die dorsale AV-Grenze zielt. Ein Residuum dieser Arterie ist die Haassche Arterie, die in den AV-Knoten eindringt! Aus PATTEN, verändert

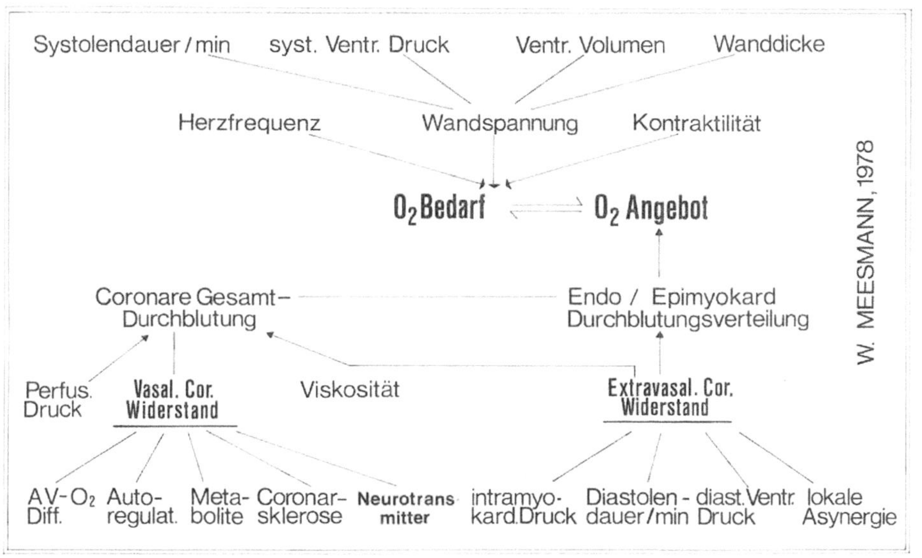

Abb. 33. Biotechnische Voraussetzungen der Sauerstoffversorgung und der Steuerungsmechanismen des menschlichen Herzmuskels. Nach MEESMANN (1978), verändert

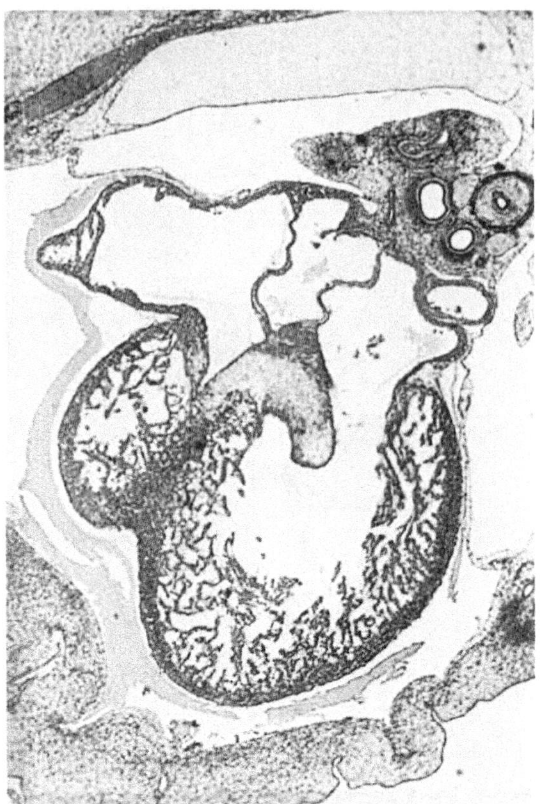

Abb. 34. Menschlicher Keimling, 38. Tag der Entwicklung. Genau in Bildmitte ein dreieckiges Feld. Hieraus Entstehung des His-Bündels. Von diesem entspringt nach rechts (im Bilde links) der rechte Schenkel des RLS. Nahtlinien, d. h. Inhomogenitätszonen. An diesen kritischen Orten entsteht unter Umständen ein connataler Herzblock

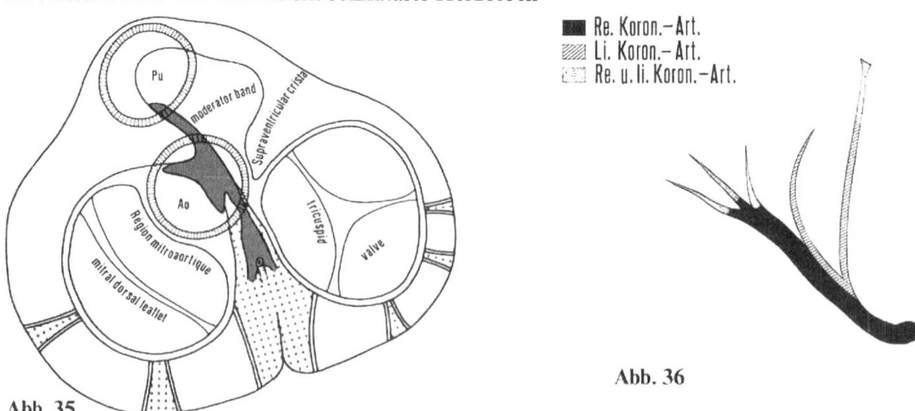

Abb. 35. Schematische Darstellung der spezifischen Muskulatur (rot) bei Ansicht von kranial. Grundsätzliche Variabilität des breit gefächerten linken Schenkels. Die durch Schraffur und Kreuzfelderung markierten Streifen stellen die Prädilektionsorte akzessorischer atrioventrikularer Nebenverbindungen dar. Die Kurzschlußbahnen kommen ausschließlich im Gebiet des Paläomyokard vor!

Abb. 36. Schema des ventrikulären spezifisch-muskulären Apparates in Anlehnung an KNIERIEM (leicht verändert). Der rechte Schenkel ist alter phylogenetischer Besitzstand; er stellt ein in sich geschlossenes Gebilde dar; der linke Schenkel ist variabel, in seiner Ausbildung inkonstant, er ist später Erwerb und daher störanfälliger

Anmerkungen zu W. Doerr: Ist Altern eine Krankheit?

Zu Seite 2: Nachweis der Herkunft der Formulierung „Senectus ipsa est morbus“ mit dankenswerter Hilfe durch Herrn GEISER.

Terenz, Phormio 575

Act. IV, sc. 1 *PHORMIO* **159**

DEMIPHO CHREMES

DE. Quid? Qua profectus causa hinc es Lemnum, Chreme,
Adduxtin tecum filiam?
CH. Non.
DE. Quid ita non?
CH. Postquam uidet me eius mater esse hic diutius,
Simul autem non manebat aetas uirginis
Meam neclegentiam, ipsam cum omni familia
Ad me profectam esse aibant.
DE. Quid illi tam diu
Quaeso igitur commorabare, ubi id audiueras?
CH. Pol me detinuit morbus.
DE. Vnde? aut qui?
CH. Rogas?
* Senectus ipsa est morbus. Sed uenisse eas
Saluas audiui ex nauta qui illas uexerat.
DE. Quid gnato obtigerit me absente audisti, Chreme?

Codd. ADGPCFE — 567 ss. : *iamb. sen.*

Z DEMIPHO	E CHREMES	*A*
SENES	II	
E DEMIPHO	O CHREMES SENES DVO	*D*
DEMIPHO	CHREMES	*P*
SENES	II	
DEMIPHO SENEX	CHREMES II	*C*
DEMIPHO	CHREMES	*GE*
titulum om. F		

567 chreme *A* : chremes *PCFE* cremes G^1 chemes *D* ‖ **569** mater eius *DL* ‖ **570** manebit D^1 ‖ **571** negl- *DGPCFE* ‖ ipsa *A* ‖ **572** aiebant *codd. (cf. Ad. 534)* ‖ illi A^1F^1 : illic *DGPCE* ‖ **573** -rabere *A* -rebere *E* ‖ audiueras *PCFE* : audieras *ADG* ‖ **575** morbus est *PCF* ‖ **577** nato *DG* ‖ audisti *A* : -tin *DGPCFE Eugr.* ‖ chreme *PCF* : chremes D^1*GE (A incertum)*.

---

* TERENZ übersetzt hier wörtlich seine Vorlage, eine Komödie des APOLLODOR von Karystos: *τὸ γῆράς ἐστιν αὐτὸ νόσημα.*

Vgl. auch SENECA, Epistulae ad Lucilium 108, 28: *senectus . . . insanabilis morbus est.*

Prof. VIKTOR PÖSCHL, Präsident der Akademie von 1974 bis 1978, hat mich im gleichen Zusammenhang auf *Seneca*, Epistel 108_{28} aufmerksam gemacht, wo es heißt: „Senectus enim insanabilis morbus est." PÖSCHL verweist mich auch auf Ciceros Cato major, „de senectute" 72: „ut navem, ut aedificium idem destruit facillime qui construxit, sic hominem eadem optume quae conglutinavit natura dissolvit. iam omnis conglutinatio recens aegre, inveterata facile divellitur."

Auch hierfür habe ich vielmals zu danken.

Zu Seite 10: Zum Thema „Mitgeschöpflichkeit" macht Herr VOLKER BECKER (Erlangen), korrespondierendes Mitglied der Akademie, auf das Buch von ERNST HEILBORN „Das Tier Jehovas. Ein kulturhistorischer Essay", Berlin: Georg Reimer 1905, aufmerksam. Hier ist jede Textstelle aus dem Alten Testament, die etwas mit dem Tier „als Freund und Feind" des Menschen zu tun hat, genannt und erörtert. „Was ist und gilt dem Menschen das Tier?", um diese Frage ging es E. HEILBORN im besonderen.

Es ist Herrn V. BECKER herzlich für den inhaltsschweren Hinweis zu danken.

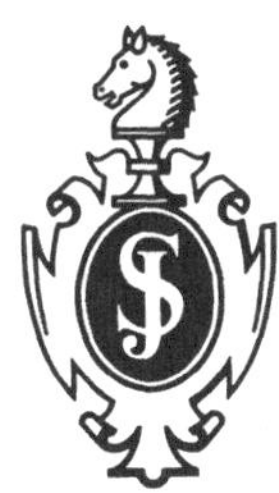

Veröffentlichungen aus der Forschungsstelle für Theoretische Pathologie der Heidelberger Akademie der Wissenschaften

W. Doerr, H. Schipperges

Was ist Theoretische Pathologie?

1979. 3 Schemata. V, 74 Seiten
Gebunden DM 36,80
ISBN 3-540-09679-5

Die Theoretische Pathologie ist ein Zweig der Krankheitsforschung, der sich von der konventionellen durch zwei Besonderheiten unterscheidet: Sie steht primär nicht im Dienst einer diagnostischen Aufgabe, sie hat daher auch ganz und gar nicht mit den materiellen Aspekten der pathologischen Anatomie, der pathologischen Histologie und Zytologie zu tun. Sie bedient sich anderer Erkenntnismöglichkeiten. Ihr Instrumentarium stammt aus Geschichte, Philosophie, mathematischer Logik und Theoretischer Biologie. Die Theoretische Pathologie ist für Fragen der Anthropologie geöffnet, sie arbeitet am Problem der Pathomorphose und bemüht sich um eine saubere Begriffsbildung. Dabei hebt sie ab auf die Ideenlehre des Plato, die Typologie Goethes, auf die hermeneutische Logik und die Verbindlichkeit der Sprache.

T. Henkelmann

Zur Geschichte des pathophysiologischen Denkens

John Brown (1735–1788) und sein System der Medizin

1981. 6 Abbildungen, 1 Tabelle. Etwa 110 Seiten
Gebunden DM 54,–
ISBN 3-540-10671-5

Im vorliegenden Buch wird erstmals die Geschichte der Pathophysiologie, die bisher nicht vorlag, ihr historischer Ursprung und Etablierung abgehandelt. Grundlegend für die Theorie und Praxis der Medizin in der Gegenwart ist und bleibt die pathophysiologische Denkweise. Die Entstehung pathophysiologischen Denkens beginnt im ausgehenden 18. Jahrhundert mit dem Beginn moderner naturwissenschaftlicher Medizin überhaupt. Das Buch zeigt an der Rezeptionsgeschichte des Brownschen Systems die diesem Denken für Theorie und Praxis der Medizin erwachsenden Probleme und Konsequenzen. Neben dem Medizinhistoriker richtet sich das Buch besonders an den Kliniker und an historisch interessierte Allgemeinmediziner.

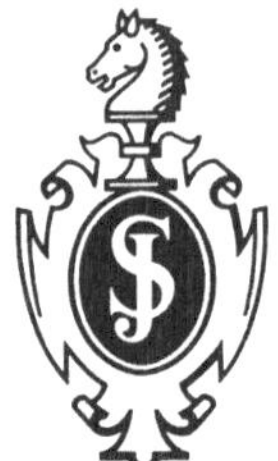

Springer-Verlag
Berlin
Heidelberg
New York